【河南省中医药文化著作出版资助项目】

方证对应 肿瘤 治验实录

郑玉玲 著

全国百佳图书出版单位
中国中医药出版社
·北京·

图书在版编目（CIP）数据

方证对应肿瘤治验实录 / 郑玉玲著 . —北京：中
国中医药出版社 , 2021.3
ISBN 978-7-5132-6460-0

Ⅰ . ①方…　Ⅱ . ①郑…　Ⅲ . ①肿瘤—诊疗
Ⅳ . ① R73

中国版本图书馆 CIP 数据核字 (2020) 第 189706 号

中国中医药出版社出版

北京经济技术开发区科创十三街 31 号院二区 8 号楼
邮政编码　100176
传真　010-64405721
河北新华第二印刷有限责任公司印刷
各地新华书店经销

开本 710×1000　1/16　印张 13　字数 184 千字
2021 年 3 月第 1 版　2021 年 3 月第 1 次印刷
书号　ISBN 978-7-5132-6460-0

定价　58.00 元
网址　www.cptcm.com

社 长 热 线　010-64405720
购 书 热 线　010-89535836
维 权 打 假　010-64405753

微信服务号　zgzyycbs
微商城网址　https://kdt.im/LIdUGr
官 方 微 博　http://e.weibo.com/cptcm
天猫旗舰店网址　https://zgzyycbs.tmall.com

如有印装质量问题请与本社出版部联系（010-64405510）

作者简介

郑玉玲，1978 年毕业于河南中医学院中医系，毕业后长期从事教学、科研和医疗工作。为二级教授、主任医师、博士生导师、国务院政府特殊津贴专家、岐黄学者、全国第六批老中医药专家学术经验继承工作指导老师。曾先后任河南中医药大学第二附属医院副院长、第一附属医院院长、郑州大学副校长、河南中医药大学校长等职务。曾获国家有突出贡献的中青年专家、全国首届百名杰出女中医、全国卫生系统先进工作者、河南省优秀专家等荣誉称号。

主编有《中西医肿瘤诊疗大全》《癌痛的中西医新疗法》《实用中西医肿瘤内科治疗手册》《高等院校学科建设探析》《中医经典诵读》等医学专业书籍。著有纪实文学《使命——为了母校的春天》。发表高等教育管理论文 10 篇，医学专业论文 80 篇；获省部级科研成果二等奖 3 项、省高等教育教学改革成果特等奖 3 项等。

郑玉玲从事中西医结合防治肿瘤和疑难杂症的研究 40 余年，在长期的的医疗实践中，以传承弘扬国医国粹为己任，积极开展学术研究，善于思考，勤于总结，在肿瘤诊治中，逐步形成了

方证对应肿瘤治验实录

"中医思维为根""顾护正气为本""攻补兼施为纲""综合辨治为目"等独具特色的学术思想。她重视理论和实践的结合；坚持疑难杂症及肿瘤重症的会诊。在实践中学习，在继承中创新，在治疗中、晚期食管癌时，提出从虚、从痰论治；治疗胃癌从虚、从寒热错杂论治；治疗肝癌从脾、从瘀论治等治疗原则。并创制了治疗食管癌的豆根管食通、地黄管食通，治疗胃癌的胃爱舒颗粒，治疗大肠癌的肠达顺灌肠液及防治放、化疗致机体免疫功能损伤的芪瑞扶正颗粒等专方，在临床应用中取得了满意的疗效，在国内学术界产生了较大的影响。

序

中医药学是一个伟大的宝库，源远流长，灿烂辉煌，博大精深，历久弥新。数千年来，国医国药传承民族文化、护佑民众健康、繁荣发展学术，为中国乃至世界的进步做出了杰出贡献。

医学无国界，疗效是标准。中国医药学的发展从来都是在勤求古训、博采众方、广纳当代科学技术的道路上，不断进取，锐意创新，成长壮大。当今社会，医学的中医、西医、中西医结合三支力量共存共生，已经成为中国医学的独特优势，也成为国际医学的亮丽风景。我作为新中国成立前就从事中医工作的一名医务工作者，亲历了新中国成立前后、改革开放前后的沧桑巨变，沐浴了党和国家对中医药的阳光雨露，和大家一道迎来了中医药文化振兴的美好春天。天时、地利、人和的大好局面催促着广大中医药工作者不忘初心、牢记使命、砥砺前行。看到今天的一切，我也倍感高兴。

中原自古多才俊。非常欣喜地看到我的学生郑玉玲教授最近又有新作即将付梓。郑玉玲教授，出身医学世家，深受家学熏陶，后又进入中医药高等学府学习中医，得以系统学习医学理论和临床。40多年来，植根中医药沃土，勤耕不辍；选定中医肿瘤方向，精耕细作；曾做高校管理，夙夜为公。40余年的孜孜追求，成就了她的精美人生画卷：不仅是优秀的大学校长，还是一名治学严谨的专家学者，更是一名深受患者爱戴、德术双馨、学验俱丰的一方名医、中医肿瘤专家。我为有这样的学生而自豪。

郑玉玲教授的学术专著，令人耳目一新。书中的上篇阐述了她的学术观点，形成了较为系统完整的学术思想：中西结合，优势互补；中医思维，贯彻始终；顾护正气，尤重脾肾；综合施治，多法并举。可以洞见作者立足之实、站位之高、涉猎之广、研究之深。这些无疑是她的治学心得，也是其临证的基本遵循。下篇则方证对应实录临床常见的疑难重症肿瘤共计15种，典型病案43个。这些病案主要集中于西医学确诊并经过一系列治疗后复发转移的晚期患者，或因一些治疗手段出现了严重副作用，既有局部症状显现，又有全身病证的复杂病种。临证实录可谓是理法方药，环环相扣，跟踪随访，记录详尽。阅毕不胜感慨，深为玉玲教授为医为学之精神所感动，特别高兴为其作序。

张磊

2020年3月8日

注：张磊教授为第三届国医大师。

前　　言

　　我从事肿瘤中西医防治工作始于 1980 年 3 月。当时我参加了河南省防治肿瘤学习班，之后就与肿瘤防治结下了不解之缘。这些年来，虽然工作岗位和职务有过几次变化，但唯一不变的是，我始终是一个中西医结合防治肿瘤的临床医生。担任行政职务时，坚持周末坐诊，雷打不动；离任行政职务后，立即增加坐诊次数和到病房查房时间，坚持为肿瘤重症及疑难病患者会诊，寒暑不辍。

　　每次坐诊回来，除身体感到劳累外，心情都特别沉重。因为来就诊的肿瘤患者越来越多，患者的病期越来越晚，几乎看不到早、中期患者。这可能与寻求中医药治疗的肿瘤患者，绝大多数都是晚期有关。而最让我心痛的是，来就诊的患者越来越年轻，有些甚至是几岁的孩子。我遇到的病况与近几年我国权威机构发布的恶性肿瘤发病率、死亡率逐年升高且趋于年轻化的信息是一致的。

　　每当我看到晚期肿瘤患者或家属那种绝望痛苦的眼神，内心总是充满酸楚，常常感到作为一个肿瘤临床医生的责任重大。尽管自己从事这个专业近 40 年，也积累了一些经验，但同临证复杂的病情相比，总感到方法太少。所以每次坐诊回来，不论多忙多累，我都要查阅学习古今中外治疗肿瘤的经验和方法，及时掌握关于肿瘤的新知识和新手段。每当知晓又有新的治疗肿瘤的技术和方法问世时，都感到无比欢欣和鼓舞，由衷地为这一领域的进展而高兴，因为每一个治疗肿瘤的新方法和新药都能使有关的肿瘤患者减轻痛苦，提高生活质量，延长生存期。

这些年从诊治大量的肿瘤患者中感受到，除了给他们相应的药物治疗外，还有一个很大的任务是帮他们树立希望和信心。这个希望和信心不是单纯的语言安慰和鼓励，因为对身患癌症和疑难重病的人来说，空口说教是苍白无力的，而当他们知道患同样肿瘤的患者通过治疗，病情稳定并长时间生存时，对他们的鼓舞往往是巨大的。

有鉴于此，我把近年来通过中西医结合的方法，尤其是采用中医整体观念、辨证论治获得较好效果的疑难病例，难于纠正的放、化疗副作用的病例，择其要者写成《方证对应肿瘤治验实录》一书。

书中病名采用西医名称。每一个病案分三个部分。第一部分是患者的自述：让患者自己详细讲述发病的时间、初发病时症状、何时确诊何病、确诊后采取的治疗方案、治疗后的反应及效果等。第二部分是中医药治疗经过：包括初诊时的诊断、治疗原则及选方用药，复诊后的方药调整等。第三部分是辨证思路和疗效分析。

每一个病案的第二、三部分是重点，体现我在治疗肿瘤患者时的学术思想和选方用药特点。我在肿瘤治疗的全过程中始终是以中医思维为根本，注重顾护人体的正气，尤其对先天肾气和后天脾胃之气的保护。我认为肿瘤患者的生存质量和生存期与脾肾之气的盛衰密切相关。同时注重中医整体调治与西医学针对性消瘤手段有机结合；提出对肿瘤的治疗始终应以患者为中心，而不是单纯看瘤体的缩小和消失；在肿瘤治疗过程中所采用的任何手

前　言

段，只要是超过人体生理忍受限度的都应特别慎重；同时提出治疗肿瘤不能单纯地依赖药物，对患者进行心理疏导、调整饮食结构、改善睡眠质量及锻炼方式等对治疗效果都会产生重要的影响。以上学术思想和用药特点均体现在每一个病案的第二、三部分。

　　本书适合肿瘤临床医生参阅。可能对临证遇到同类患者时会有一些借鉴和启发，但用药如用兵，法无定法，方无定方，临证时需根据每一位患者的病情不同，因人而异，因地而异，更应根据患者体质而异。

　　同时这本书也适合肿瘤患者及家属阅读，使他们了解到，有和他们类似的肿瘤患者是如何配合治疗，建立起信心并获得最佳治疗效果的。肿瘤要想取得理想的治疗效果，是医生、患者和家属共同配合的结果，其中坚持和信心最重要。

　　如能达到以上目的，我将感到欣慰。

　　书稿初成后，敬请国医大师张磊教授、全国名老中医毛德西教授、冯明清教授、许敬生教授、韩新巍教授、许东升教授、蒋士卿教授、朱光教授、李成文教授、王祥麒教授、樊蔚虹教授、张瑞教授、尹笑丹研究员等审阅指导。仓顺东、陈晓琦、典迎彬、王磊、邢可欣等对此书也给予了一定帮助，在此一并表示衷心的感谢。

　　由于本人水平有限，书中难免会有很多不足之处，敬请读者指正。

郑玉玲

2020 年 1 月 16 日

目　　录

目　录

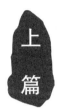

上篇

肿瘤诊疗心悟

恶性肿瘤是严重危害人类健康的一类常见病、多发病，不仅会给患者造成致命威胁和身心的巨大创伤，而且也给家庭和社会带来极大的影响和负担，因而世界各国对恶性肿瘤的研究都投入了大量的人力、物力和财力。近年来，虽然在恶性肿瘤的基础和临床研究中取得了很多成就，中、晚期恶性肿瘤患者的疗效也有所提高，但是恶性肿瘤的发病率和死亡率仍居高不下，防与治方面的诸多问题都还有待进一步突破。

多年的实践表明，恶性肿瘤的治疗，尤其是中、晚期患者，任何单一手段均难以治愈，必须采取综合性治疗方法。其中中西医结合对中、晚期恶性肿瘤的治疗越来越受到关注与重视。

中医药学有着几千年来与疾病做斗争的系统理论知识和确切的临床疗效，对恶性肿瘤的治疗也积累了许多宝贵的经验。早在安阳殷墟出土的甲骨文中已有"瘤"的病名记载，战国时期成书的《山海经》已有治瘿瘤、痈疽、恶疮、噎食等与肿瘤相关疾病的药物之论述。公元7世纪的《晋书·景帝纪》有"初帝（司马师）目有瘤疾，使医割之"的手术记录。宋代《卫济宝书》及《仁斋直指方》第一次出现"癌"字。中医论治癌瘤的宝贵经验散见于浩如烟海的古代医学典籍之中，分散在癥瘕、积聚、噎膈、岩瘤等疾病治疗的记载和论述中。

古医籍中所记载的许多肿瘤的症状、体征与现在的一些晚期肿瘤非常相似，如噎膈（晚期食管癌）、乳岩（晚期乳腺癌）、积聚（晚期消化系统肿瘤）等。中医历代医家对其病因病机、证候诊断、治则治法、内治外治等方面都进行了严谨细致的研究和探讨，其理、法、方、药至今仍在有效地指导临床治疗。如果能结合西医学的新知识、新技术，对提高肿瘤的治疗效果无疑大有裨益。

我在多年治疗肿瘤的实践中，一方面不断学习和继承历代医家对肿瘤治疗的宝贵经验，一方面不断地进行总结，在此过程中逐步积累了一些心得体会，提出了一些个人见解。即在肿瘤治疗过程中应坚持"中医思维，贯彻始终""顾护正气，尤重脾肾""中西结合，优势互补""综合施治，多法并举"的学术观点。以下做简要阐释。

一、中医思维，贯彻始终

借助现代科技的进步，肿瘤的基础与临床研究都取得了快速发展，因而现代中医肿瘤临床医生在诊治的过程中，学习并掌握西医学的新理论、新知识是十分必要的。同时根据所诊治患者的不同病期，适时选用西医学的新方法、新技术也是必需的。但是如果因此而弱化甚至丢弃按照中医药思维方法诊治肿瘤的能力，则是丢掉了自己的优势和特色，窄化了临床治疗思路和手段。

目前，医学界绝大多数的专家认为，中西医在肿瘤治疗中各具特色和优势，如果能够熟练掌握中西医对肿瘤治疗的理论和方法，互相取长补短，并灵活应用于临床，将会显著提高治疗效果。经过多年的实践，中西医结合治疗肿瘤的优势和疗效在临床上得到了充分的验证，这也是中西医肿瘤临床工作者共同努力的结果。

在用中医药方法诊治肿瘤时，我的深切体会是，必须坚持中医思维，即在临证中要运用中医的整体观念和基本理论，对肿瘤进行全过程理、法、方、药一体化的诊疗。

中医学认为，恶性肿瘤的形成和发展极其复杂，是多种因素长期作用于机体，导致身体内环境紊乱，脏腑功能失调，在体内出现一种新的病理产物。因此，恶性肿瘤是一类全身性疾病在局部的表现，在辨治肿瘤时应更多关注全身气血和脏腑功能的调理。

1. 体质与肿瘤

中医学认为，体质禀受于先天，受后天影响，是人体在生长、发育过程中所形成的与自然、社会环境相适应的形态结构、生理功能和心理因素综合的相对稳定的固有特征。它所产生的影响具体表现为机能、代谢以及对外界刺激反应等方面的个体差异性，对某些病因和疾病的易感性，以及疾病传变转归中的某种倾向性。中医病因学对这一现象早有充分认识，针对某种体质容易感受相应毒邪的特点提出了"同气相求"之说。如《灵枢·五变》有载"五脏皆柔弱者，善病消瘅""小骨柔弱者，善病寒热""粗理而肉不坚者，善病痹"等，这些都是对体质因素导致不同疾病的阐述。肿瘤的发生与体质因素也密切相关，特别是先天禀赋不足、后天失养者，极易外感六淫、戾气、邪毒；内伤七情、饮食、劳逸，导致脏腑组织及经络紊乱，出现气滞血瘀、痰凝毒聚，最终导致癌的发生。如隋代巢元方《诸病源候论》有云："黑痣者，风邪搏于血气变化生也。夫人血气充盛，则皮肤润悦，不生疵痕，若虚损，则黑痣变生。"明《景岳全书》记载："噎膈反胃名虽不同，然病出一体，多由气血虚弱而成。"以上皆说明由于机体禀赋不足，体质偏颇，复加外感内伤，而最终发生癌肿。

可见，体质的偏颇在恶性肿瘤的发生、发展过程中起到非常重要的作用。通过辨证审因、采集症状、综合分析，得出患者机体偏颇之脏之腑，为以后的治疗提供方向性依据，纠正其偏颇体质，杜绝恶性肿瘤的继发性发展。也可预防治疗过程中使用化疗药物或放疗等方法造成对机体的"同气相求"式的损伤，防止病邪的传变。

至虚之处，便是容邪之处，通过体质偏颇的辨识，了解何处为至虚之处，便可针对性地纠正。"见肝之病，知肝传脾，当先实脾"是体质偏颇而致传变的实例。通过实脾，防止因肝伤脾。同样，恶性肿瘤所伤之脏腑，大多会依照脏腑的五行生克制化规律，或脏腑之间的表里络属关系，通过经络相互传变。如胃癌易转移至肝、肺；大肠癌易转移至肝、肺；前列腺癌易转移至骨；乳腺癌易转移至肝、骨、脑；肺腺癌易转移至骨、脑、肾上腺等。凡此种种，均可通过实其易传之脏腑，纠正其脏腑偏颇而加以防范。

2. 外感毒邪与肿瘤

外感毒邪是肿瘤发病的主要因素之一。现代中医学将各种有毒的能促进人体正常组织恶性增生的特殊致癌因子统称为癌毒。癌毒既可以通过口鼻、皮毛由外而入，也可以由人的脏腑组织代谢异常生成，如工业废气、汽车尾气、燃烧废气、化学毒气、致病菌、粉尘及电离辐射等。癌毒进入机体，长期积聚体内，可导致癌肿的发生。这类毒邪是有别于六淫的邪气，若为久居或长期工作于空气质量低劣环境者，可归为"风毒"范畴；若为久居寒湿之地者，则易感寒毒、湿毒；若为久处湿热瘴疫之地者，则多感湿毒、热毒和疫毒；若为久受电离辐射的影响或久服某些热性药物，则可归于"热毒"的范畴。

3. 情志与肿瘤

中医学认为，七情太过或不及，都能直接引起体内气血运行失常及脏腑功能失调。尤其是当今经济社会环境下，人们的生活压力和心理欲望变大，一旦所愿不遂，即易产生不良情绪，久之则气滞血瘀，复感外在毒邪，变生肿瘤。《灵枢·百病始生》云："内伤于忧怒……而积聚成矣。"明·王肯堂《医学津梁》认为："要皆忧郁不开，思虑太过，忿怒不伸，或惊恐时值，变故屡遭……以致内气并结于上焦，而噎膈之症始成矣。"明·陈实功《外科正宗》指出："忧郁伤肝，思虑伤脾，积想在心，所愿不得志者，致经络痞涩，聚结成核。"清《医宗金鉴》中谓"失荣证"由"忧思恚怒，气郁血逆，与火凝结而成"。这些均明确指出了肿瘤的发生与情志关系非常密切。

4. 饮食与肿瘤

饮食因素包括饮食不节、饮食不洁、饮食偏嗜等。过量食用油炸、烧烤、腌制及霉变食物，损伤脾胃气阴，造成气血亏虚，容易致消化系统的癌症。另外暴食暴饮、饮食不规律，易致脾胃功能失调；过量食用辛辣味厚之物，误食不卫生或腐败变质的食物，易致湿毒蓄积于体内，从而形成癌毒。宋·严用和《济生方》云："过餐五味、鱼腥、乳酪，强食生冷果菜，停蓄胃脘，遂成宿滞……久则积聚，结为癥瘕。"明·叶文龄《医学统旨》云："酒面炙煿、黏滑难化之物，滞于中宫，损伤脾胃，渐成痞满吞酸，甚则为噎膈反胃。"清·何梦瑶《医碥》云："好热饮者，多患膈症。""酒客多噎膈，好热酒者尤多。"

5. 劳逸与肿瘤

劳逸因素包括过度劳累和过度安逸两个方面。过劳包括劳力过度、劳神过度和房劳过度，劳力则耗气、劳神伤心脾、房劳耗精伤肾。过逸使气血运行不畅，筋骨柔脆，脾胃呆滞，体弱神倦。过劳和过逸均可致正气虚弱，正不胜邪，则易导致包括肿瘤在内的疾病发生。

6. 放、化疗与肿瘤

放、化疗是西医学治疗恶性肿瘤的主要手段，对肿瘤局部的疗效是肯定的，但放、化疗对机体的损伤又是不容忽视的。两者在治疗局部肿瘤的同时对身体产生了新的伤害，中医认为其具有邪毒的特性。放疗所用的射线和部分化疗药物具有热的特性，可归于中医"热毒"范畴，如静滴一些化疗药物后，可出现局部红、肿、热、痛及口渴、大便干的现象；在对鼻咽癌、食管癌，以及纵隔、肺等部位肿瘤的放疗过程中会出现口咽干燥、咽痛，甚至难于下咽，胸部热痛、局部红肿等热毒直中，热灼津伤表现。有些化疗药物使用后，患者出现严重的恶心呕吐、腹痛腹泻，可归属于中医"湿毒"范畴。而有些化疗药，其毒更甚，不但损伤脾胃，造成脾胃虚弱，使人食欲下降，而且直接伤及肝肾，造成肝肾精血亏虚，出现腰膝酸软、身困乏力、精神萎靡不振等症状。由此可见，放、化疗对人体的损害是全方位的，短时间内即可致人体脏腑功能紊乱，气血损伤，阴虚精亏，进一步导致脏腑失养而受损。所以，放、化疗既是治疗手段，也是致病因素，应予高度重视，加强防护。而中医药在防治放、化疗副作用方面有较好的疗效，理应充分发挥优势。

7. 对肿瘤病机的认识

中医学认为，体质因素、外感邪毒、情志不调、饮食失节等病因作用于人体，导致脏腑功能紊乱，气血津液运行失常，进而出现气滞、血瘀、水湿、痰聚等病理产物。这些病理产物随气机升降，流注于人体脏腑、经络而发为肿瘤，既是病理产物，又成为新的致病因素。在此过程中，体质及外感内伤邪毒不同，所引发的肿瘤也有区别。如先天禀赋不足或异常，外感邪毒后的发病人群多为青少年，如多发性骨性肉瘤、白血病、畸胎瘤等；外感邪毒从口鼻皮肤而入，直接影响肺的宣发肃降，致痰瘀互结于上焦，好发肺癌、鼻咽癌、胸腺瘤、皮肤癌等；饮食失节，邪毒直中，直接损害肝、脾、肠胃，导致肝郁气滞，胃失和降，脾失健运，出现水湿结聚，气滞痰凝，痰瘀互结，湿热流注导致口腔癌、食管癌、胃癌、肝癌、胰腺癌、结直肠癌等的发生。情志失调是肿瘤发生的催化剂，长期的精神压抑会使多脏腑功能紊乱，气机升降失序，更易受外邪侵袭而发为肿瘤，如肝癌、乳腺癌、甲状腺癌、卵巢癌等。在肿瘤发生发展过程中，人体的正气、脏腑功能经历了紊乱、虚弱、衰退的过程；病邪也从痰气凝结，发展到痰瘀互结，最终到顽痰死血的阶段。所以临证时，应以中医基本理论为指导，分析肿瘤的病因病机，掌握其病位、病性及病期、病势，重在从引发瘤体的本质辨治，而不能只关注瘤体本身。这是中医认识和治疗肿瘤与其他医学在思维模式上的不同。

二、顾护正气，尤重脾肾

1. 强调扶正固本

中医学的正气是指气、血、精、神、津、液和五脏六腑，包括奇恒之腑、十二正经及奇经八脉等的正常功能活动，它禀赋于先天，充养于后天。正气具有维护自身生理平衡与稳定的功能，有对外界环境调节适应的功能，有抗病能力和患病后自我修复的功能等。当人体出现先天禀赋不足或异常，或后天外感六淫、内伤七情、饮食劳倦等因素，致使人体脏腑功能紊乱，经络运行障碍，气血津液输布失常，则百病丛生。此时脏腑、经络处于紊乱状态，邪入未深，尚易纠治。而若失治、误治，则病邪留着不去，脏腑功能从紊乱到损伤，气滞、血瘀、痰湿等病理产物结聚于体内，久之成瘤。肿瘤在生长过程中，以消耗人体气血津液，损害脏腑经络为自身快速成长的物质条件，而正气虚弱后，对肿瘤的发展则无力制约，因而各种肿瘤最后均以正气衰竭，邪毒炽盛而告终。鉴于此，在肿瘤治疗的全过程中，顾护正气为其根本，而其中尤以顾护好先天肾气和后天脾胃之气最为重要，脾肾之强弱直接影响着肿瘤患者的生存质量和生存时间。

根据多年的体会，在制订肿瘤治疗方案时，笔者主张尽量采取中西医结合的方法。应将顾护正气放在和消除瘤体一样重要的位置，甚至把顾护正气放在首位。

如肿瘤患者需要手术时，要考虑到在切除肿瘤时造成机体创伤和脏腑功能紊乱，所以在手术前后需根据切除的部位及伤及的脏腑，辨证服用扶正固本、调理脏腑的方药，这样可以明显减轻手术并发症和后遗症，提高手术的治疗效果。

2. 重视热毒损伤

在患者需要放疗时，则应考虑到放射线与"热毒"相类，射线直中体内，在消除肿瘤的同时也直接耗伤人体的气阴。因而在放射治疗过程中，要加强对人体正气，尤其是津液的防护，服用一些养阴益气、清热解毒的方药，可以使患者顺利完成治疗，起到很好的增效减毒作用。

3. 防治化疗伤脏

在肿瘤患者需要化疗时，要考虑到化疗药物对人体的损害，尤其对肝肾、脾胃、骨髓的伤害，如果是青少年的肿瘤患者，还要考虑到化疗对生殖系统的损伤等。在化疗过程中根据患者的具体情况及时选用益气养血、护肝解毒、健脾和胃、补肾护骨等扶正的方法。此时以顾护正气为要，切忌再用软坚散结、活血化瘀、清热解毒等祛邪中药。

因身体或年龄原因无法选择西医学治疗手段时，则应根据患者的不同情况制定治疗方案，把扶正祛邪贯彻始终。如在治疗中、晚期食管癌时，笔者提出从虚、从痰论治；胃癌从虚、从寒热错杂论治；肝癌从脾、从瘀论治等。在此基础上创制的地黄管食通口服液、胃爱舒颗粒、肠达顺灌肠液、芪瑞扶正胶囊等制剂均是扶正祛邪并用，或以扶正为主。总之，在肿瘤的治疗中留得一分正气，便存有一分生机。顾护正气可以说是肿瘤治疗的"第一要务"。

三、中西结合，优势互补

"勤求古训，博采众方"是医圣张仲景《伤寒杂病论·自序》的经典名句。这八个字，既是医圣本人治学的真实写照，也是后来从事医学研究或临床者应遵循的准则。

勤求古训是指任何学科和科学的进步，都首先要注重传承。历代先贤在长期对疾病的诊疗中总结了宝贵的经验和教训，后学者应当从历代研究和传统古训等历史文献中汲取营养。博采众方是对医学者一个更高的要求，在深入研究学习先贤知识的同时能紧跟时代的步伐，博采现代科技进步的成果，兼收并蓄地合理应用科技成就，唯其如此才能够创新发展，不断前进。

目前，中西医在肿瘤的诊治中，各自的优势和不足已经成为众多肿瘤临床医生的共识。中医认为肿瘤的形成是内外诸多因素长期作用于人体，造成脏腑功能紊乱，经络气血运行不畅，导致气滞、痰湿、瘀血等病理产物结聚在某个部位，发为肿瘤。所以认为肿瘤是全身性的疾病在局部的表现，在治疗肿瘤时更重视全身的调节。从临床疗效上看，中医中药在缓解肿瘤患者的症状、提高生活质量等方面有明显的疗效，但短期内对局部瘤体的消除和缩小的疗效不理想。

西医学对肿瘤治疗的研究突飞猛进，对肿瘤局部的消除和控制效果显而易见。但不论手术、化疗、放疗还是目前日新月异的靶向化疗等方法，在控制肿瘤的发展中均对身体有明显的伤害，包括免疫治疗，甚至致残或危及肿瘤患者的生命。有很多肿瘤患者对西医学手段能在短时间内消除或缩小瘤灶非常赞同，但对其治疗后的副作用却望而生畏。

中西医治疗肿瘤可谓是特色鲜明，各具优势。临证时如何有机结合两者的优势，在不损害人体正气的情况下，又能最大限度消除或控制肿瘤生长，是目前乃至今后一个较长时期中西医肿瘤临床工作者共同面对的课题。据此笔者提出在给每一位肿瘤患者制定治疗方案时，根据患者的体质和病期，尽量采取中医药整体调治与瘤体局部综合微创的方法结合，达到既能有效地消除瘤体，又能保护患者正气不被损伤的目的。

笔者对近年来涌现的肿瘤局部综合微创方法非常推崇，对靶向治疗药物也充满了期待。目前可用于治疗各种肿瘤的综合微创方法主要有以下几种：

1. 胃癌的微创治疗

目前对胃癌采取的微创治疗方法有内镜下瘤体局部注射化疗药物和光动力方法治疗。对于不愿意手术或晚期失去手术机会的胃癌患者，可选用内镜下瘤体局部注射化疗药物。在内镜下，使用内镜针，在瘤体及基底部多点注射。大量高浓度抗癌药物聚集在瘤体内部，对瘤体的破坏力更强，疗效明显，且副作用轻微，患者耐受性较好。应用光动力治疗胃癌，对于各个时期的胃癌，均可使用。随着光动力技术的不断发展，纤维内窥镜、激光技术、光敏剂的不断改进，光动力为早、中、晚期胃癌的根治、姑息治疗提供了新模式。其主要原理是利用肿瘤细胞和正常细胞对光敏剂有不同的亲和性，肿瘤组织摄取和存留的光敏剂比正常组织多，光敏剂经特定的波长照射，同时在生物组织中氧的参与下发生光化学反应，同时产生单态的氧和自由基，从而破坏组织和细胞中的多种生物大分子，最终引起肿瘤细胞死亡，达到治疗的目的。

采取这种局部治疗手段最大限度地保留了胃组织及其功能，避免了全身化疗对身体的伤害。

2. 食管癌的微创治疗

食管粒子支架置入术，是将有放射性碘 125 支架植入到食管腔中治疗食管癌的一种最新的治疗技术。普通支架只是机械扩张，而放射性粒子支架，不但可以起到机械扩张的作用，还能够通过放射线作用达到近距离放疗的作用，杀灭肿瘤细胞。

另外，光动力治疗也是早期浅表食管癌有效且安全的治疗手段，可以消除表浅癌肿，改善肿瘤分期，并可清除可能潜在癌变的不典型增生的黏膜。对于晚期食管癌也可起到缓解梗阻症状的效果。

3. 前列腺癌的微创治疗

粒子植入治疗在局限性前列腺癌中的治疗应用越来越普遍。对于合适的前列腺癌患者，其疗效可与根治性前列腺癌切除术以及外放疗相媲美，同时严重并发症的发生率又明显低于上述两种治疗方法。前列腺癌的肿瘤微创治疗具有创伤小、住院时间短的优点，显著提高了患者的生活质量，成为最佳"适形"治疗的典范，为前列腺癌患者带来了新的选择和希望。其实施过程是在术中超声（CT、MRI 也可）引导下，按照术前及术中设计的计划，应用专用的粒子植入设备将放射性粒子准确地植入前列腺组织内。放射性粒子在前列腺内的空间分布可以达到准确合理，肿瘤靶区剂量分布高度集中适形，前列腺周围的直肠、膀胱以及尿道等正常组织接受剂量最小，因而实现控制肿瘤疗效可靠、术后并发症发生率低的目的。

4. 胰腺癌的微创治疗

在 CT 引导下植入粒子具有良好的空间分辨率和密度分辨率，可清晰显示病灶与血管等周围结构的解剖关系，能指导体位和穿刺路径的选择以及帮助测量进针角度和深度。术中直接将粒子植入到瘤体内，通过碘 125 核素释放低能伽马射线对肿瘤细胞进行直接杀伤。放射性粒子在肿瘤靶区剂量分布与肿瘤形状高度一致，同时避开了胰腺周围正常小肠、结肠和胃等组织，使这些结构接受剂量最小。放射性粒子植入发挥其增加照射剂量，提高靶区局部与正常组织剂量分配比，γ 射线的持续照射可明显减少肿瘤细胞增殖，降低乏氧细胞放射抵抗性，提高乏氧细胞放射敏感性等优势，使得经过粒子植入治疗的胰腺癌患者疼痛明显减轻，生存质量有所改善。

5. 肝癌的微创治疗

目前肝癌的局部综合微创治疗是肝癌治疗的主要方法之一，已从早期的经皮肝动脉插管化疗栓塞和超声引导下的无水乙醇注射，发展到目前的经超声或 CT 引导下的射频、冷冻、微波、激光、粒子植入、超声消融等多种手段。微创方法的增多为肝癌的治疗提供了更多选择，但治疗适应证不完全相同。如：①肝癌射频消融术是在 B 超或 CT 引导下将射频电极针准确插入肿瘤，利用电极发出的热能使肿瘤病灶产生凝固性坏死。这一技术创伤小、安全性高、并发症少、易于耐受，一般在局麻下即可完成，适合于直径 5cm 以内的病灶或不能耐受手术者。目前认为其近期疗效与手术切除相当，但远期疗效仍需观察。②无水酒精注入疗法是在 B 超或 CT 引导下，将注射针经皮穿刺入瘤体内，注入无水酒精，利用无水酒精的脱水固化作用杀灭肿瘤。该方法操作简便、痛苦小、并发症少、费用低廉，多与手术或其他疗法配合使用，也可单独采用。③放射性粒子组织间永久性植入术是肝癌治疗的一项新方法，医学界有人把它形象地称为"粒子刀"。它是通过手术或微创方式将多个封装好的具有一定规格、活度的放射性同位素，经施源器或施源导管直接施放到肝癌组织内部，并将放射源根据肿瘤大小和形状，按一定规律排列，对肿瘤组织进行近距离、高剂量照射，达到治疗疾病的目的，往往用于靠近胆囊或大血管等特殊部位。④经皮股动脉穿刺肝动脉栓塞术。正常肝组织的血供 25% 来自肝动脉，75% 来自门静脉。而肝癌组织的血供则几乎全部来自肝动脉。该疗法即是将供应肿瘤的肝动脉进行栓塞，从而在一定程度上阻断癌组织的血供，减缓肿瘤的生长速度，有些甚至可导致癌组织坏死和缩小，为手术或其他根治性治疗创造机会和条件。⑤低温冷冻手术系统（氩氦刀）：制冷的原理是焦耳 – 汤姆逊原理，也就是气体节流效应。一般在数十秒内氩气可使针尖温度迅速降至零下 175 ℃，氦气使温度升至零上 45℃。冷冻治疗原理主要是降温后细胞内和细胞外迅速形成冰晶，导致肿瘤细胞脱水、破裂。同时冷冻使微血管收缩，血流减缓，微血栓形成，阻断血流，导致肿瘤组织缺血坏死。肿瘤细胞反复冻融后，细胞破裂、细胞膜溶解，促使细胞内和处于遮蔽状态的抗原释放，刺激机体产生抗体，提高免疫能力。用于治疗失去手术时机的晚期癌症；高龄；器官功能差、全身状况差难以耐受手术与麻醉的患者；多中心发生，难以完全切除的肿瘤；放化疗效果欠佳的中晚期肿瘤；手术、放疗、化疗等治疗后复发的肿瘤；负荷大，累及大血管、重要器官的肿瘤；有较重局部症状的中晚期肿瘤等。⑥水冷微波消融是一种波长为 1mm ～ 1m，频率为 300MHz ～ 300GHz 的高频电磁波。在微波消融中主要依靠偶极分子的旋转来产生热量。水分子是偶极分子并且有不平衡的电荷分布，在微波震荡电场中通过水分子的剧烈运动摩擦生热而导致细胞凝固坏死。当前微波消融术频率为 2450MHz。

6. 肺癌的微创治疗

对肺癌肿块常采用射频消融技术。具体方法：应用消融电极，在超声、CT 引导下经皮肺穿刺，或在术中将射频电极放入实体肿瘤组织，通过射频输出，使病变区组织细胞离子震荡摩擦产生热量，局部温度达 90℃以上，通过加热使病变组织发生凝固性坏死，最终形成液化灶或纤维化组织，同时实时调节监控温度，从而达到局部消除肿瘤组织的目的，最后将穿刺针道加热消融，以防肿瘤种植。CT 引导下肺癌射频消融手术适合不能耐受手术切除的早期非小细胞肺癌和高龄早期肺癌患者。作为局部物理靶向治疗手段之一的射频消融手术需结合分子靶向药物、化疗药物和放疗等治疗手段和方法综合治疗。对于没有获得病理诊断的病例，治疗前首先行 CT 引导下肺穿刺活检获得病理学诊断，同时行病理免疫组化检测 EGFR 受体，为术后结合分子靶向药物治疗提供依据。

7. 视网膜母细胞瘤

该病是小儿最凶险的恶性肿瘤，传统方法是手术挖掉眼球，对 1～3 期的患者进行选择性眼动脉介入灌注化疗，可使 85% 以上的患者保住眼球，取得终身治愈。

8. 胆管癌

该病是我们黄种人中老年人最多见的肿瘤，多属于高分化腺癌，多发生在肝门部合并阻塞性黄疸。手术切除率低，放化疗不敏感，介入胆道引流，采用胆道内支架和胆道粒子链植入，有非常好的效果。

9. 宫颈癌

该病为中年女性最多见的恶性肿瘤，2B 以上分期者无法手术，选用介入动脉局部灌注化疗，可使肿瘤降级，达到手术切除要求。

10. 良性肿瘤

肾脏错构瘤、子宫肌瘤、肝血管瘤等都可以介入栓塞或消融治疗，以避免切除肾脏、子宫和肝脏。

此外，放射性碘 125 粒子植入还适用于原发性肺癌、原发性肝癌、骨转移瘤、肺转移瘤、肝转移瘤、腹腔肿瘤、卵巢癌、皮肤及软组织肿瘤、鼻咽癌、腮腺癌、淋巴瘤、直肠癌骶尾部复发肿瘤等。

以上局部综合微创方法均能有效控制肿瘤局部的发展变化，使早期肿瘤获得理想的治疗效果，显著延长中、晚期肿瘤患者生存期。近年来，采用上述中西医结合、全身和局部兼顾的方案治疗多例肿瘤患者，获得显著的效果。

四、综合施治，多法并举

经过历代中外医家的不懈努力，近年来，恶性肿瘤基础研究取得长足的进展，临床诊治水平也有显著的提升，已经甩掉了"不治之症"的帽子，让人欣慰的是有部分肿瘤患者有望进入慢性疾病的行列而长期生存。

但是我们还应该清醒地看到，2019 年 1 月我国癌症中心发布的恶性肿瘤发病率和死亡率的数字依然惊人："恶性肿瘤发病率仍呈持续上升趋势，其死亡率占我国居民全部死因的 23.91%。每年恶性肿瘤所致的医疗花费超过 2200 亿人民币。肺癌、肝癌、结直肠癌、女性乳腺癌等依次是我国主要的恶性肿瘤。肺癌位居男性发病的第一位，乳腺癌为女性发病首位。"

在常见的恶性肿瘤中，原位或早期无症状经体检发现肿瘤的患者仍属少数，出现明显症状及典型体征到医院诊治的中、晚期患者占大多数。对于这部分肿瘤患者，单一治疗手段效果不理想，需采取综合治疗手段方能奏效。在这一阶段，医生和患者往往把主要精力和财力用在了局部肿瘤的消除上，如手术、放疗和化疗，对患者的全身状况重视不够，以致肿瘤局部可能被一时切除或缩小，但患者的体质每况愈下，甚至一蹶不振，很难修复。因此笔者提出对肿瘤的治疗应以患者为中心，而不应以瘤体为中心。不论任何手段，只要超过人体生理机能所能忍受的限度，都应特别审慎。在肿瘤治疗的全过程中，要顾护人体的正气，发挥中西医结合的优势，最大限度地保护脏腑器官。同时治疗时不能单纯依赖药物治疗，还应重视患者心理、饮食、睡眠及锻炼的指导，这些措施对治疗效果都能产生重要影响。

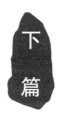

下篇

肿瘤治验实录

脑　　瘤

生长于颅内的肿瘤通称为脑肿瘤，包括起源于颅内各种组织的原发性肿瘤和由身体其他部位转移到颅内的继发性肿瘤。本篇所述为原发性脑肿瘤。近年来，原发性脑肿瘤的发病率和死亡率均有上升趋势。据 2019 年 1 月国家癌症中心发布的中国恶性肿瘤发病和死亡分析报告显示，脑瘤在全国恶性肿瘤的发病排第 9 位，每年新发病例约 10.6 万，占 2.70%。其中男、女性肿瘤发病中均排第 10 位，每年新发病例分别为约 5 万、5.7 万，分别占 2.32%、3.21%。其死亡率在恶性肿瘤中占第 8 位，每年死亡病例约 5.6 万，占 2.40% 。其中每年死亡病例男性排在第 8 位，约 3.1 万，占 2.10%；女性排在第 9 位，约 2.5 万，占 2.91%。

上述数据和 2014 年国家癌症中心发布的数据相比，均有增高趋势。2014 年统计脑瘤每年新发病例占全部恶性肿瘤的 2.55%，死亡病例占 2.39%。

由于历史条件的限制，古代中医文献中无脑瘤的病名，对其临床症状的描述散见于"真头痛""头风""厥逆"等病证中。如《灵枢·厥病》记载："真头痛，头痛甚，脑尽痛，手足寒至节，死不治。"这一记述和脑瘤导致的颅压增高所致的严重头痛伴有周围血管循环障碍是一致的。

历代医家认识到发生在脑内的疾病很重，治疗效果比较差，因而对引起本病的病因病机进行了深入探索，如《素问·奇病论》中记载："人有病头痛以数岁不已……当有所犯大寒，内至骨髓。髓者以脑为主，脑逆故令头痛，齿亦痛，病名曰厥逆。"

中医学认为，头为诸阳之会，脑为髓之海，又为人体重要的奇恒之腑，与五脏六腑有着紧密的联系，尤其和心、肝、肾的关系密切。若因先天禀赋不足，肾精亏虚，髓海失养，加之后天内伤七情，肝郁脾虚，气滞痰阻，格于奇恒之腑，渐成肿瘤。或因外感风、寒、暑、湿、燥、火等邪气，影响人体阳经的通畅，邪阻络脉，瘀滞在脑，形成肿瘤。如内外因相合，则脑瘤的发病几率更高。

西医学认为脑肿瘤发病原因比较复杂，与物理因素、化学因素及生物因素有关，其中病毒感染引发脑肿瘤的机制比较明确，如人类乳头多瘤空泡病毒、EB病毒、人类腺病毒等感染可引发脑肿瘤。同时脑部的外伤、女性激素的异常及遗传与脑瘤的发病也有密切关系。目前对脑瘤的治疗主要采用中西医结合的方法。西医学对脑瘤的治疗手段主要是手术、放疗、化疗、介入治疗、靶向治疗等。中医中药则对缓解脑瘤引起的颅内压增高、脑水肿、头疼等症状有较好的疗效。对术后、放化疗后的副作用有明显的减毒增效效果。

我在临床上接诊的脑瘤患者均是手术和放、化疗后的患者，这些患者虽经以上治疗手段脑瘤切除或缩小了，但留有很多的后遗症，严重影响患者的生存质量。采用中医辨证治疗后，可有效消除或缓解患者的痛苦症状，延长生存质量和生存期。

一、定病丸合大承气汤治疗脑胶质瘤术后、放化疗后综合征

1.患者自述

我姓田，男，生于1953年9月，河南周口人。

2017年6月初，我莫名其妙地出现流口水，好忘事，头部昏昏沉沉，白天没精神，光想睡觉。自己和家人都觉得是脑部出问题了。家人陪我去郑州大学某附属医院做头颅核磁检查，提示右颞叶、右脑岛及右底节区占位，性质待查。医生建议我立即手术切除肿瘤。我和家人考虑再三，没有直接手术，随后去北京某医院复查了头颅核磁，检查结果和郑州大学某附属医院的相同。北京这家医院的医生也建议手术治疗。我和家人考虑在北京住院治疗会有诸多不便，商议后决定还是回到郑州大学某医院进行了手术切除治疗。术后病理检查确诊为脑胶质瘤。接着进行了放、化疗，以防

止复发。虽然经过治疗，但我还是有经常流口水、头部昏昏沉沉等很多不舒服的症状，和手术前的症状一样。我经常想不通，为什么我脑部的瘤子切除了，但是我不舒服的症状没有缓解？

住院治疗期间，我们从临床医生那里了解到，我得的是脑部胶质瘤，属于恶性的，就算手术很成功，术后又进行放、化疗，但复发的可能性还是比较大。于是，我就想找中医肿瘤方面的专家，进行中医药治疗，只要能稳定病情就行，毕竟我年纪大，也经不起折腾了。

2. 诊治经过

2017 年 9 月 19 日初诊：患者已做过脑瘤切除手术，术后进行了放、化疗，但一直流口水，头部昏沉，乏力嗜睡，健忘，大便干；舌质偏红，苔厚腻，脉滑。

诊断：脑胶质瘤术后、放化疗后。

辨证：痰湿壅塞，蒙蔽清窍，腑气不通。

治法：燥湿化痰，醒脑开窍，通腑降浊。

方药：定痫丸合大承气汤加减。

陈皮 12g，清半夏 12g，茯苓 15g，炙甘草 6g，天麻 15g，川贝母 12g，茯神 15g，胆南星 12g，石菖蒲 30g，远志 15g，全蝎 5g，琥珀 3g（研末冲服），僵蚕 10g，大黄 3g，芒硝 3g（冲服），枳实 9g，厚朴 12g。14 剂。头煎、二煎共取中药汁 400mL，分两次服药，每次服 200mL。上午 10 点服药，下午 4 点服药。每日 1 剂。

2017 年 10 月 17 日二诊：服上方后，流口水的症状明显减轻，其他不适症状稍有减轻，大便已经通顺。患者自觉比以前有精神，食欲好转。上方去芒硝，28 剂。煎服法同上。

2017 年 12 月 19 日三诊：服上方后，病情稳定，各方面都很好，近来有时腹泻。上方去大黄、枳实，加焦山楂、炒麦芽、焦神曲各 15g，28 剂。

2018 年 3 月 13 日四诊：服上方后，流口水的症状基本消失，健忘嗜睡也明显改善，偶有头痛，又出现大便干，3～4 天一次；舌质淡红，苔腻，脉沉。

调整方药为：定痫丸合复方大承气汤加减。

桃仁 15g，赤芍 30g，莱菔子 9g，大黄 6g，枳实 12g，厚朴 15g，石菖蒲 30g，远志 12g，胆南星 12g，全蝎 5g，琥珀 3g（研末冲服），僵蚕 10g，莪术 15g，夏枯草 15g，浙贝母 30g，15 剂。

服上方后大便通畅，精神、饮食、睡眠均恢复正常。

3. 辨治思路

这是一位老年患者，出现流涎、嗜睡、健忘等症状。经头颅核磁检查提示脑占位，术后病理确诊为脑胶质瘤。手术切除，术后又行放、化疗后流涎、头昏、嗜睡等症状不减，转求中医中药治疗。

从这位患者初诊的情况看，虽已经手术切除脑部病灶，术后又进行了放、化疗，但长期形成的脏腑失调，痰瘀蕴结，蒙蔽清窍的病机没有得到纠正。所以患者流涎、健忘、嗜睡等症状仍存在。辨证为痰湿壅塞，蒙蔽清窍，腑气不通，治以燥湿化痰、醒脑开窍、通腑降浊，选用具有化痰开窍、安神定志的定痫丸合涤荡浊邪的大承气汤加减治疗。

定痫丸出自《医学心悟》。方中半夏、茯苓、陈皮化痰理中；贝母、胆南星清热消痰；全蝎、僵蚕、天麻善解顽痰；石菖蒲、远志、茯神祛痰开窍、宁心安神；琥珀镇心安神。因患者大便不通，故合用大承气汤以通腑降浊。大承气汤出自《伤寒论》。方中大黄泄热通便、涤荡肠胃；芒硝泄热通便、软坚润燥；厚朴、枳实行气散结、消痞除满。四药的加入使以上药物能更好地发挥醒脑开窍的功效。患者服后在短期内即收到显著的疗效。

以后的二、三、四诊中均以定痫丸为基础方加减，并密切观察患者的大便情况，确保腑气的通畅。截至本书出版前随访患者，流涎、头昏、便秘等症状基本消失。健忘、嗜睡等情况也有改善，嘱其密切观察，定期复查。

二、镇肝熄风汤合复方大承气汤治疗脑瘤术后、放化疗后高血压

1. 患者自述

我姓张，男，生于 1953 年 6 月，家住新乡市封丘县。

我从2017年5月开始出现嗜睡、打哈欠、浑身乏力，以及不自觉流口水的症状，当时还以为是面瘫，就去附近诊所输液治疗，但治疗一周没缓解。我就去郑州市某人民医院看病。医生让我做了脑部核磁，结果提示脑部肿瘤。看到这样的检查结果，子女们不放心，第二天就带我去北京某医院检查，结果是脑部右颞叶、右基底节区占位，进一步诊断为高级别胶质瘤。医生建议我尽快手术治疗。

听到要手术治疗，我和家人都十分着急，考虑到在北京治疗会有诸多不便，全家人商量后决定回郑州做手术。于是，我在郑州市某人民医院做了脑胶质瘤切除手术，术后联合福莫司丁化疗四个周期，还放疗30次。

治疗结束后，我一直精神不振，头痛，血压高达（170～180）/（100～115）mmHg，食欲差，嗜睡健忘，大便干，4～5天一次。我的体质下降非常明显，跟手术前简直判若两人，十分痛苦。看到我这么痛苦，子女们都十分着急，最后决定寻求中医中药治疗。

2.诊疗经过

2017年10月17日初诊：主要症状是头痛，嗜睡健忘，纳眠差，小便正常，大便干，4～5天解一次；舌质淡红，苔厚腻，脉弦滑。测血压165/100mmHg。

诊断：脑胶质瘤术后，放化疗后高血压。

辨证：肝阳上亢，痰瘀互结，浊气上逆。

治法：平肝潜阳，化痰活瘀，通腹降浊。

方药：镇肝熄风汤合复方大承气汤加减。

怀牛膝30g，代赭石10g，生龙骨15g，生牡蛎15g，龟甲15g，生白芍12g，玄参12g，天冬15g，生麦芽15g，桃仁12g，赤芍30g，炒莱菔子12g，大黄4g，枳实12g，厚朴12g。15剂。水煎服，每剂药头煎、二煎共取药汁400mL，混合后分2次服，上午10点、下午4点服药，每日1剂。

2017年11月27日二诊：服上方后头痛好转，血压下降，波动在145/95mmHg左右，食欲好转，便秘明显缓解，睡眠差；舌质淡红，苔薄白，脉沉。上方加酸枣仁30g，蝉蜕12g。30剂。

2018年1月15日三诊：服完上方后，头痛明显缓解，上午还偶尔有点头昏，血压基本正常，食欲增加，睡眠好转。大便每日1次，舌质淡红，苔薄白，脉沉。继续按上方服用30剂。

2018年3月2日四诊：头痛消失，血压基本正常，精神、饮食、睡眠恢复正常，大小便也都正常；舌质淡红，苔薄白，脉沉。

告诉患者可以停药了，嘱咐其按时复查，注意饮食、休息尽量规律，适当锻炼。

3. 辨治思路

结合患者的病史和治疗经过，以及出现的头痛、血压高、嗜睡健忘、食欲不好、睡眠差、大便干、苔厚腻等症状，中医辨证属肝阳上亢，痰瘀互结，浊气上逆。治疗选用具有镇肝息风、滋阴潜阳作用的镇肝熄风汤合具有理气通腑降浊作用的复方大承气汤加减治疗。

镇肝熄风汤出自《医学衷中参西录》。方中怀牛膝补益肝肾，引血下行；代赭石质重沉降，镇肝降逆；龙骨、牡蛎、龟甲、白芍益阴潜阳，镇肝熄风；玄参、天冬滋阴清热；麦芽和胃安中，以防滋阴及金石、介类药物碍胃。根据患者大便不通的症状，在上方基础上加理气通腑降浊的方药，即"通腑降压，引邪下行"。方选复方大承气汤加减。复方大承气汤由大承气汤化裁而成。大承气汤见于张仲景《伤寒论》。由大黄、厚朴、枳实、芒硝四味药组成，具有攻下积滞、荡涤实热的作用，现代药理研究证明，大承气汤可以排泄肠道代谢废物，改善血液循环，降低腹壁压力，通过泻下逐水，减少脑部水肿，间接地降低颅内压和血压，对恢复大脑功能有积极意义，体现了"上病下治"的治疗思想。方中加用桃仁、赤芍既可以起到活血化瘀的作用，同时莱菔子又可发挥润肠通便的作用。

患者服药15剂后，头痛症状减轻，血压逐步下降。睡眠不好，又加用酸枣仁、蝉蜕以安神镇惊。服药30剂后头痛症状基本消失，血压逐步恢复正常。又按上方巩固治疗一段时间，精神、饮食、睡眠均正常。经随访，患者病情稳定，上述症状未再复发。

原发性肺癌

原发性支气管肺癌简称肺癌，是目前最常见的恶性肿瘤之一。近几十年来，无论是发达国家或是发展中国家，肺癌的发病率及死亡率均以惊人的速度上升。2019 年 1 月，国家癌症中心发布的中国恶性肿瘤发病和死亡分析报告显示，全国恶性肿瘤发病第 1 位的是肺癌，每年新发病例约 78.7 万，占 20.03%。其中男性发病排在第 1 位，每年新发病例约 52 万，占 24.17%；女性发病排在第 2 位，每年新发病例约 26.7 万，占 15.02%。其死亡率在恶性肿瘤中排第 1 位，每年死亡病例约 63.1 万，占 26.99%。每年死亡病例男、女性均排在为第 1 位，分别为 43.83 万（占 29.26%），19.7 万（占 22.96%）。

近些年，我国处于快速发展时期，因空气质量等多种原因造成肺癌发病率上升速度加快，高居常见肿瘤之首。同时随着生活水平的提高，医疗条件的改善，人民普遍重视了肿瘤的早期预防，无症状经体检发现的早期肺癌患者较前明显增多，对早期肺癌及早干预治疗，治愈率和长期生存率均较中晚期肺癌有显著提高。但总体而言，因有临床症状到医院就诊的还是占肺癌患者的绝大多数。

临床症状明显或体征典型时多属于中、晚期肺癌。对中、晚期肺癌的综合诊治是世界各国重点研究的领域。经过不懈努力，目前对中、晚期肺癌的治疗方案不断更新。化疗时代晚期肺癌患者 5 年生存率只有 4.6%，到了以吉非替尼为代表的靶向治疗时代，晚期非小细胞肺癌患者的 5 年生存率达到了 14.6%。2015 年开始进入以 PD1 抑制剂为代表的免疫治疗时代，晚期非小细胞肺癌患者的 5 年生存率达到了 16%。中、晚期肺癌的生活质量和生存期较前也不断提高。尤其在我国采取中西医结合的治疗方案后，中、晚期肺癌患者的生活质量和生存期均有明显的提高，这也是我国治疗肺癌的特色。

中医学文献中无肺癌的病名，但类似肺癌的证候记载很多。如《素问·咳论》言："肺咳之状，咳而喘息有音，甚则唾血……此皆聚于胃，关于肺，使人多涕唾而面浮肿气逆也。"《素问·玉机真脏论》载："大骨枯槁，大肉陷下，胸中气满，喘息不便，内痛引肩项，身热。"《难经·五十六难》言："肺之积，名曰息贲，在右胁下，覆大如杯，久不已，令人洒淅寒热，喘咳，发肺壅。"宋代《济生方》记述："息贲之状，在右胁下，大如覆杯，喘息奔溢，是为肺积，诊其脉浮而毛，其色白，其病气逆，背痛，少气，喜忘，目瞑，肤寒，皮中时痛，或如虱缘，或如针刺。"

受当时医疗条件的限制，古代医家对早期无症状期的肺癌认识不多，所记述的基本上都是对晚期肺癌症状的描述，如咳而喘息，甚则唾血，胸中气满，喘息不便，喘息奔溢等，是肺部肿瘤发生在气管内，影响并刺激肺的通气功能，肿瘤浸润黏膜所致（主要是中心型肺癌）；在右胁下，大如覆杯，是晚期肺部肿瘤发生在肺的周边或中心型肺癌浸润到胸膜的症状（主要是周围型肺癌）；内痛引肩项、背痛少气、皮中时痛，或如虱缘，或如针刺是肺部肿瘤浸润胸膜的症状描述；喜忘、目瞑是肺部肿瘤转移到脑部的症状；面浮气逆是肺部肿瘤增大压迫纵隔和上腔静脉所出现的危重症状；身热、令人洒淅寒热、肤寒是晚期肺癌出现的癌性发热的具体描述；大肉枯槁、大肉陷下是对肺癌晚期出现恶病质的形象描述。

中医学认为，引起肺癌的病因有内、外之分。内因多属情志不调、劳累过度、饮食失节等导致脏腑功能失调，主要是损伤了肺、脾、肾三脏的正常功能，致痰湿内聚，气滞血瘀，郁结在肺发为肿瘤；外因多属六淫之邪毒犯肺，近些年更因空气不洁，油烟邪毒直接犯肺，致使肺宣降失司，痰凝气滞，郁结在肺成瘤。如内外因素均有，正气内虚邪毒直中，则更易致肺癌发生。

中医对肺癌的治疗是以减轻或缓解临床症状为标准，不单以瘤体大小为指标。这也是中西医对肿瘤疗效评价的根本区别。其治疗方药多散见于咳嗽、喘息、水肿、胸痛、血证等病证中。

这些年我在肿瘤临床治疗的肺癌，均是晚期患者，均是经过手术，或放、化疗后复发转移，或治疗后出现的并发症。患者非常痛苦，严重影响生活质量。我在学习继承前贤的经验后，采用中医理论，辨证治疗一些晚期肺癌，对减轻患者痛苦、提高生活质量、延长生存期获得较好的效果。因篇幅所限，仅实录 9 例如下。

一、血府逐瘀汤合薯蓣丸加味治疗肺癌骨转移疼痛

1. 患者自述

我姓陈，男，今年 67 岁，河南新乡郊区农民。

2012 年 12 月 1 日，因背部疼痛，到新乡市某医院拍胸片发现右肺有占位。之后到新乡市另外一家医院进一步做肺部增强 CT，怀疑肺癌。12 月 5 日到郑州某省级医院住院，做肺部穿刺，病理结果：右肺腺癌，中分化。ECT 显示：全身多发骨转移，医生说没有手术必要了。因在郑州住院治疗花费太大，后出院返回新乡某医院住院治疗，住院期间用"培美曲塞＋顺铂"化疗 6 个周期，最后一次化疗于 2013 年 3 月 6 日结束。

2013 年 5 月 17 日，出现胸胁下抽搐，后背疼痛，下咽困难，容易反胃，吐白色黏痰等症状，每天特别难受，体重下降很明显。我知道自己的身体已经非常虚弱，经不起其他治疗手段了，想找中医服用中药治疗。

从 2013 年 5 月 22 日我第一次服用中药到现在 5 年多了。我的体质恢复得非常好，病情得到控制，生活质量明显提高。

2. 诊疗经过

2013 年 5 月 22 日初诊：经常出现胸胁下抽搐，后背疼痛，乏力明显，下咽困难，容易反胃，经常吐白痰，没有食欲，睡眠也很差，每天特别难受；舌质淡，苔白，脉沉细无力。

诊断： 右肺腺癌伴骨转移。

辨证： 肺肾亏虚，痰瘀互结，肺气壅塞。

治法： 补益肺肾，活瘀止痛，宣肺理气。

方药：血府逐瘀汤合薯蓣丸加味。

桃仁 12g，红花 15g，乌药 12g，延胡索 15g，醋香附 15g，枳壳 12g，人参 12g，当归 30g，赤芍 15g，川芎 15g，桂枝 15g，生姜 12g，姜半夏 12g，桔梗 9g，柴胡 9g，菟丝子 15g，桑寄生 30g，补骨脂 12g，骨碎补 12g。15 剂。每日 1 剂，头煎、二煎共取中药汁 400mL，分两次服药。

2013 年 6 月 14 日二诊：服用上药一周后胸部抽搐的症状减轻。15 剂药服完后，吞咽困难、反胃、后背痛明显减轻。但每日还有前胸、胁下疼挛的症状，只是比原来好些了。有时感觉口苦、口黏。查血常规：血小板、白细胞均低于正常值。

上方加黄芪 30g，黄精 15g。30 剂，每日 1 剂，煎服法同上。

2013 年 7 月 12 日三诊：服药期间淋雨受凉出现咳嗽，咳白黏痰，口黏腻，口干，左胁皮肤发紧，右胁部麻木不适，后背酸困不适；舌质淡红，苔白，脉滑。

调整方药为：炙麻黄 9g，桂枝 9g，苏子 12g，白芥子 12g，莱菔子 10g，川楝子 15g，桔梗 9g，黄芪 15g，当归 30g，薏苡仁 30g，柴胡 9g，醋香附 15g，赤芍 15g，炒白术 15g，茯苓 15g，陈皮 12g，清半夏 15g，补骨脂 12g，骨碎补 12g，延胡索 15g，焦神曲 15g。30 剂。每日 1 剂，煎服法同上。

2013 年 9 月 13 日四诊：服药后咳嗽、咳痰减轻，仍有右胁发紧不适，咯白痰，吃饭正常，但近期失眠比较重，舌苔白，脉沉。

上方加酸枣仁 30g，蝉蜕 12g，夜交藤 15g，合欢花 15g，30 剂。每日 1 剂，煎服法同上。

2013 年 11 月 29 日五诊：服用上方后，睡眠有好转，身上比原来有劲了，但还有黏痰。夜间盗汗，后背酸困不适，前胸压迫感，舌质淡，苔白，脉沉。

上方去麻黄、桂枝、赤芍、柴胡，加浮小麦 30g，煅牡蛎 15g，全瓜蒌 12g，60 剂。煎服法同上。

2014 年 2 月 16 日六诊：服药后盗汗好转，无咳嗽、咳痰，后背酸困不适减轻，睡眠有所改善，仍易醒；舌质淡苔白，脉沉细。

效不更方，仍按上方服用。30 剂。

2014 年 3 月 16 日七诊：最近晨起自感发热，但量体温正常，少量痰，感后背发凉酸沉，耳鸣，眼涩。胸部 CT：右下肺病灶较前稍增大，其余变化不明显。

上方加桂枝 12g，莪术 15g。30 剂，煎服法同上。

2014 年 4 月 20 日八诊：服上方后整体感觉不错，现晨起咳痰，痰呈块状，量较前减少，自觉身体发热，有汗，两胁下发紧。按上方继续服用。

2014 年 7 月 20 日九诊：上方服用后效果很好，精神、饮食都正常，睡觉一般，醒后难以入睡，其余无明显不适；舌质淡红，苔白，脉沉。

炒酸枣仁 12g，夜交藤 15g，百合 15g，苏子 12g，白芥子 12g，莱菔子 15g，黄芪 15g，香附 15g，赤芍、白芍各 15g，生白术 15g，茯苓 15g，陈皮 12g，清半夏 15g，补骨脂 12g，骨碎补 12g，焦神曲 15g。60 剂，日 1 剂，煎服法同上。

2014 年 12 月 7 日十诊：近日感冒，午后低热，36.7℃左右，流鼻涕，咳痰多，白痰，左胁胀满不适，睡眠差，易醒。

调整方药为：柴胡 9g，蝉蜕 12g，百合 15g，苏子 12g，白芥子 12g，莱菔子 15g，黄芪 15g，香附 15g，赤芍、白芍各 15g，生白术 15g，茯苓 15g，陈皮 12g，清半夏 15g，补骨脂 12g，骨碎补 12g，焦神曲 15g。15 剂，日 1 剂，煎服法同上。

2015 年 1 月 11 日十一诊：感冒痊愈，体温正常，咳嗽不重，痰多，口干，前胸紧迫感，易出汗，睡眠可；舌质淡红，苔白，脉沉。

调整方药为：清半夏 15g，桔梗 9g，白前 15g，柴胡 9g，炒酸枣仁 12g，夜交藤 15g，百合 15g，苏子 12g，白芥子 12g，莱菔子 15g，黄芪 15g，香附 15g，赤芍、白芍各 15g，生白术 15g，茯苓 15g，陈皮 12g，补骨脂 12g，骨碎补 12g，焦神曲 15g。30 剂，日 1 剂，煎服法同上。

2015 年 3 月 29 日十二诊：咳嗽吐痰明显减少，自觉耳鸣，乏力，咽喉不适，有时上腹部胀满，自汗、吃饭睡觉均正常；舌质淡，苔少，脉沉。

调整方药为：生黄芪 30g，当归 30g，鸡血藤 30g，生薏苡仁 30g，生白术 60g，茯苓 12g，郁金 12g，清半夏 15g，桔梗 9g，白前 15g，百合 30g，焦山楂、炒麦芽、焦神曲各 15g，透骨草 15g，补骨脂 12g，骨碎补 12g。30 剂。

2015 年 6 月 7 日十三诊：服药后自觉体质比原来好转，说话和走路有劲了，最近有时又感到后背疼痛、左胁胀满，大便黏腻不爽；舌质稍红，苔白，脉沉。

上方加延胡索 15g，川楝子 12g。30 剂。

2015 年 8 月 30 日十四诊：最近拍胸片复查提示病灶稳定。自觉咽部不适，有痰不易吐出，前胸压迫感，平躺后消失，后背紧胀不适，大便干；舌质稍红，苔白，脉沉。

调整方药为：柴胡 6g，皂刺 15g，葛根 15g，贝母 30g，鸡血藤 30g，生薏苡仁 30g，白术 30g，茯苓 12g，郁金 12g，清半夏 15g，桔梗 9g，白前 15g，百合 30g，焦山楂、炒麦芽、焦神曲各 15g。30 剂。

2015 年 10 月 25 日十五诊：上方服用后总体感觉可。目前感到咽部不适，有泡沫痰，后背紧束发沉，大便干，排不净，有时睡眠不好；舌质稍红，苔薄腻，脉沉。

调整处方如下：姜竹茹 20g，炒酸枣仁 15g，柴胡 6g，皂刺 15g，葛根 15g，浙贝母 30g，鸡血藤 30g，生薏苡仁 30g，白术 30g，茯苓 12g，郁金 12g，清半夏 15g，桔梗 9g，白前 15g，百合 30g，焦山楂、炒麦芽、焦神曲各 15g。15 剂。

2015 年 11 月 8 日十六诊：服上方后，咽干、吐痰、大便干症状均明显减轻。但有时恶心，睡眠还是不好；舌质淡红，苔薄，脉沉。

调整方药为：黄芪 30g，当归 30g，鸡血藤 30g，薏苡仁 30g，生白术 60g，茯苓 12g，郁金 12g，清半夏 I5g，桔梗 9g，白前 15g，百合 30g，焦山楂、炒麦芽、焦神曲各 15g，柴胡 6g，炒酸枣仁 15g，姜竹茹 20g，透骨草 15g，补骨脂 12g，骨碎补 12g。15 剂。

2015 年 12 月 6 日十七诊：目前主要是咳吐白痰，胃部胀满；舌质淡暗，苔白，脉沉。2015 年 11 月 11 日复查彩超提示：肝内钙化灶，左肾囊肿；胸部 CT 显示：与 2015 年 2 月 13 日片对比，右肺下叶病变较前稍大；肝内可见类圆形低密度影。

调整方药为：当归 30g，白芍 15g，柴胡 6g，延胡索 12g，郁金 15g，皂刺 15g，清半夏 12g，陈皮 15g，菝葜 15g，八月札 15g，焦山楂、炒麦芽、焦神曲各 15g，透骨草 15g，补骨脂 12g，骨碎补 12g。15 剂，日 1 剂，水煎服，早晚两次温服。

2016 年 2 月 28 日十八诊：目前症状主要是双肋紧胀不适，后背疼痛，但还可以忍受。晨起或翻身时上腹部痉挛不适，咳嗽喉咙有痰鸣，咳白黏痰，凌晨 5 点烘热汗出；舌淡，苔白，脉细弱。

调整方药为：黄芪 30g，炒白术 30g，防风 9g，当归 30，生白芍 15g，延胡索 15g，柴胡 4g，浮小麦 30g，石菖蒲 30g，焦山楂、炒麦芽、焦神曲各 15g，陈皮 12g，透骨草 15g，补骨脂 12g，骨碎补 12g。30 剂，日 1 剂，水煎服，早晚两次温服。

2016 年 3 月 27 日十九诊：自觉乏力，双腿发沉，喉有黏痰，胸腔胀满，盗汗，大便有时干，小便黄；舌质淡，苔白，脉沉细。

调整方药为：砂仁 9g，佛手 12g，生白术 12g，黄芪 15g，当归 30，生白芍 15g，延胡索 15g，柴胡 4g，浮小麦 30g，石菖蒲 30g，焦山楂、炒麦芽、焦神曲各 15g，陈皮 12g。30 剂。

2016 年 4 月 21 日二十诊：咳嗽，白黏痰不好吐，恶心不适，胸部发紧、撑胀，吃饭睡觉尚可，大小便正常；舌质淡，苔白，脉沉细。

调整方药为：姜竹茹 25g，砂仁 9g，佛手 12g，生白术 12g，黄芪 30g，当归 30g，生白芍 15g，延胡索 15g，柴胡 4g，浮小麦 30g，石菖蒲 30g，焦山楂、炒麦芽、焦神曲各 15g，陈皮 12g。30 剂。

2016 年 5 月 29 日二十一诊：上方服后乏力症状明显减轻，总体感觉不错。胸片复查提示：病灶稳定。现在症状：晨起有时恶心，胸部压迫感，黎明时烘热汗出，咽干口干，咽喉不适，吐黏痰；舌质淡红，苔白，脉沉。按上方继续服药。

2016年7月30日二十二诊：服上药出汗减轻，吐黏痰减轻。有时恶心，时有打嗝，口干，仍有胸前压迫感，大便次数多，排便无力，量少；舌质淡红，苔白，脉沉细。

调整方药为：炒白术15g，莱菔子9g，姜竹茹25g，砂仁9g，佛手12g，生白术12g，黄芪30g，当归30g，延胡索15g，柴胡4g，浮小麦30g，石菖蒲30g，焦山楂、炒麦芽、焦神曲各15g，陈皮12g，透骨草15g，补骨脂12g，骨碎补12g。30剂，日1剂，水煎服，早晚两次温服。

2016年10月25日二十三诊：上方服后总体感觉良好，体质恢复，鼻流棕色脓涕，有时带血，左耳闷胀感，自己按揉后稍缓解。大便不规律，或每日一次，或四五日一次，时干时溏，饮食、睡眠均可；舌质淡红，苔白，脉沉。

调整方药为：黄芩炭12g，莪术15g，夏枯草15g，太子参15g，炒白术15g，莱菔子9g，姜竹茹25g，砂仁9g，佛手12g，生白术12g，黄芪30g，当归30g，延胡索15g，柴胡4g，浮小麦30g，石菖蒲30g，焦山楂、炒麦芽、焦神曲各15g，陈皮12g。30剂。

2016年12月20日二十四诊：上药服后，耳鼻不适症状基本消失，出汗也明显减少。咽部仍经常不舒服，有时咳嗽，吐白痰，胸部闷，饮食睡眠均可；舌淡红，苔白，脉沉。

调整方药为：黄芪30g，党参15g，当归30g，鸡血藤30g，炒白术30g，茯苓30g，陈皮12g，清半夏12g，紫苏12g，百部12g，款冬花15g，白前15g，柴胡6g，全瓜蒌12g，郁金15g，莪术15g，浙贝母30g，焦山楂、炒麦芽、焦神曲各15g，透骨草15g，补骨脂12g，骨碎补12g。30剂。

2017年3月6日二十五诊：一直在家坚持服用上方，虽然还是感到有时乏力，咳嗽吐痰，咽喉不舒畅，胸部时有不舒服，但都不影响活动，自觉体质恢复较好，饮食睡眠正常，大便每日一次。胸部CT检查：肺部肿块和2016年5月29日相比没有明显增大；舌质淡红，苔白，脉沉。

上方去紫苏，加桔梗9g，桑寄生30g。30剂。

2017年5月9日二十六诊：最近胃部不舒服，有时疼痛胀满，食欲不好，咽喉不适，胸部有时满闷；舌质淡红，苔白稍腻，脉沉。

调整方药为：炒白术 30g，茯苓 15g，陈皮 12g，佛手 10g，紫苏 9g，姜半夏 12g，延胡索 15g，焦山楂、炒麦芽、焦神曲各 15g。15 剂，每日 1 剂，煎服法同上。

2017 年 8 月 27 日二十七诊：服用上方后，胃部不适及疼痛症状明显缓解，食欲好转，还是时感乏力，轻微的胸闷咳嗽。又做胸部 CT 检查：肺部肿块和 2017 年 3 月 6 日相比没有明显增大；舌质淡红，苔白，脉沉。

调整方药为：黄芪 30g，党参 15g，当归 30g，鸡血藤 30g，炒白术 30g，茯苓 30g，陈皮 12g，清半夏 12g，郁金 15g，莪术 15g，浙贝母 30g，透骨草 15g，补骨脂 12g，骨碎补 12g，桑寄生 30g，焦山楂、炒麦芽、焦神曲各 15g。30 剂。

2018 年 2 月 11 日二十八诊：坚持服用上次看病时的处方，体力明显好转，平时身疼症状不明显，但劳累时会加重，见凉见风会咳嗽，睡眠时好时差，饮食一般，大小便正常。舌质淡红，苔白，脉沉，上方加防风 6g，桂枝 12g。继续服用。

3. 辨证思路

这位患者最初症状是因背部疼痛，做肺部增强 CT，怀疑肺癌。又做肺部穿刺，明确诊断为肺腺癌。ECT 检查提示：全身多发骨转移。因属晚期，无法手术治疗，化疗 6 个周期，因不良反应重，身体耐受不了而停药。2013 年 5 月中旬患者开始接受中医中药治疗。患者初诊时病情确实很重，主要是胸胁下抽搐，后背疼痛严重。因为疼痛严重影响了睡眠和饮食，体质迅速下降。

根据患者当时的情况，首先选用具有活血化瘀、行气止痛作用的血府逐瘀汤，意在使疼痛减轻，缓解由此而引发的全身症状。但又因患者病属晚期，气血不足，肺肾亏虚，体质太差，所以同时合用气血双补、补而不滞的薯蓣丸。

血府逐瘀汤出自《医林改错》，是治疗各种原因所致的瘀血内阻胸部或头部所致疼痛的方药。方中桃仁、红花、当归、川芎、白芍、生地黄既能活血又能补血；牛膝活血祛瘀；桔梗、枳壳一升一降，行气宽胸；柴胡疏肝理气，更利于血的运行。

薯蓣丸出自《金匮要略》。方中有四君子汤、四物汤气血双补；桂枝、生姜温和营卫、调和胃气；桔梗、杏仁止咳化痰；因患者肺肾亏虚，骨髓失养，邪毒乘虚入骨，出现了胸骨疼痛的症状，同时加了具有补肾填精、生髓护骨的菟丝子、桑寄生、补骨脂及骨碎补。患者服用上述方药后，疼痛症状很快减轻，其他不适也得以缓解。患者由此增强了治疗的信心，为后续治疗打下良好的基础。

"扶正祛邪"贯穿这位患者治疗方案的始终。扶正方面：始终以补助肺、脾、肾三脏功能为主，先后选用了黄芪、党参、当归、鸡血藤、炒白术、茯苓、桑寄生、白芍、薏苡仁、百合、补骨脂、骨碎补、炙甘草等；祛邪方面：以消痰散结、理气通络为主，先后选用了半夏、贝母、夏枯草、陈皮、皂刺、莪术、八月札、苏子、白芥子等。

在治疗过程中，根据临时出现的症状随机加减用药，如胃部不适、疼痛时加佛手、砂仁、延胡索；肝胃不和，胁肋胀满时加香附、川楝子等；咳重加百部、款冬花、白前等；胸闷不适加全瓜蒌、石菖蒲；睡眠不好加炒酸枣仁、蝉蜕、夜交藤等。

经过四年多的治疗，患者病情基本稳定，多次胸部 CT 检查提示肿块处于稳定状态。经长期随访，患者虽然体质仍较差，时有咳嗽、乏力、食欲一般，但均在身体承受之内，目前仍坚持中药治疗。

二、归脾汤加味治疗肺腺癌术后、化疗后重度失眠

1. 患者自述

我姓陈，男，生于 1956 年 11 月，曾在郑煤集团工作。

2015 年 4 月，因我患有冠心病、糖尿病，在郑州市某医院做体检时，医生说我肺上有个结节。因我没有任何症状，就没有进一步检查。

3 个月后，我再次去郑州市某医院查胸部 CT 示：肺部占位性病变，直径为 3.1 ～ 5.1cm，结合临床诊断为肺癌。虽然当时还没有任何症状，但这

次引起我高度重视。2015 年 9 月 23 日，在河南省某医院做了胸腔镜下"右肺癌根治术"。术后病理提示：肺腺癌，取气管旁淋巴结活检，未见癌转移。术后，医生建议我进行化疗。2015 年 10 月 27 日至 2015 年 11 月 5 日行多西他赛 + 奈达铂化疗。化疗期间，出现恶心、呕吐等不适症状，给予保肝、护胃、止呕及抗感染等药物对症治疗，上述不适逐渐好转。2015 年 12 月 15 日至 2015 年 12 月 20 日，再次行多西他赛 + 奈达铂化疗治疗，这次出现了严重的副作用。我的身体迅速消瘦，出现严重失眠，全身乏力特别重，走路气喘吁吁，食欲很差，还经常出现头痛、全身疼痛，脱发比较严重，我自己感到身体和精神濒临崩溃。实在坚持不下去了，只得停止化疗。医生建议我服用中药调理。

2. 诊疗经过

2015 年 12 月 27 日初诊：严重失眠，每晚睡 1 ～ 2 个小时，到晚上休息时就紧张害怕，全身严重乏力、稍活动就气喘，声低语怯，经常胸部隐隐作痛，头晕头痛，脱发严重，口疮，厌食，大便不规律；舌质淡，苔白，脉沉细无力。

诊断：右肺腺癌术后、化疗后。

辨证：气血亏虚，心神失养。

治法：益气补血，健脾养心。

方药：归脾汤加味。

炙黄芪 15g，人参 10g，当归 30g，炙甘草 10g，炒白术 15g，茯神 12g，远志 12g，炒酸枣仁 30g，龙眼肉 12g，广木香 6g，陈皮 12g，生姜 6g，焦神曲 15g，焦麦芽 15g，焦山楂 15g。15 剂。每剂药加水 800mL 浸泡 50 分钟，头煎取药汁 250mL，二煎加水 300mL，取药汁 150mL，混合后分 2 次服。上午 10 点、下午 4 点服药，每日 1 剂。

2016 年 1 月 31 日二诊：服药后自觉睡眠时间长一些，能睡 3 个小时左右，但容易醒。体质有改善，乏力减轻，能在房间散步了，胸痛、头痛和口疮也有好转。食欲仍很差，有时恶心，偶有耳鸣，大便一天 2 ～ 3 次，不成形；舌质淡，苔白，脉沉细无力。

调整方药为：上方加苏叶 12g，姜竹茹 15g，清半夏 15g，石菖蒲 15g，15 剂。

2016 年 2 月 28 日三诊：上方服后已经不恶心了，食欲增加，睡眠还是 3 小时左右，耳鸣，大便多不成形，有时咳嗽，咳白痰，盗汗，腹胀，手术切口偶有疼痛。舌质淡，苔白，脉沉细。

上方去姜竹茹、半夏、苏叶，加乌梅 15g，蝉蜕 12g，山楂加至 30g。30 剂。

2016 年 5 月 8 日四诊：此时体质恢复不错，睡眠时间和质量都有改善，能睡 5 个小时。大便正常，食欲时好时差，偶有咳嗽、心慌气短，近 1 ～ 2 个月，有时音哑；舌质淡红，苔白，脉沉。

上方去乌梅、山楂，加木蝴蝶 12g，白前 15g，炙麻黄 9g，30 剂。

2016 年 6 月 5 日五诊：咳嗽明显缓解，偶尔会有少量白痰，喉中有痰鸣音，偶有胸闷气短，睡眠能保持在 5 小时左右，上方加姜半夏 12g，瓜蒌 9g。15 剂。

2016 年 8 月 14 日六诊：服上药之后咳嗽基本痊愈，还是有时气短胸闷，活动时加重，饮食、睡眠均已经正常；舌质淡红，苔稍腻，脉沉。

调整方药为：黄芪 15g，当归 30g，鸡血藤 30g，薏苡仁 30g，白术 30g，茯苓 15g，醋郁金 15g，清半夏 15g，百合 30g，夏枯草 15g，石菖蒲 15g，炒山楂 15g，炒麦芽 15g，炒神曲 15g，蝉蜕 12g，白前 15g，延胡索 15g，赤芍 15g，炙甘草 6g。30 剂。

2016 年 9 月 20 日七诊：精神饮食均好，咳嗽气喘症状基本消失，声音恢复正常，就是活动后出汗较多，有时乏力；舌质淡红，苔薄白，脉沉。嘱咐患者按照上方继续服用。

2016 年 11 月 21 日八诊：精神、饮食、睡眠均正常，出汗比较多。

上方去掉白前、蝉蜕，加浮小麦 30g，桑叶 15g，煅牡蛎 30g。30 剂。患者服用上方自觉恢复很好，在家间断服用此方。

2017 年 9 月 12 日九诊：精神、饮食、睡眠均有明显好转，体质恢复较好，有时梦多，大便稍干，最近易感冒；舌质淡红，苔白，脉沉。

调整方药为：黄芪 15g，防风 6g，炒白术 30g，当归 30g，炙甘草 6g，陈皮 12g，厚朴 15g，苏子 12g，郁金 15g，夏枯草 15g，浙贝母 15g，莪术 15g，夜交藤 15g。30 剂。

3. 辨治思路

这位患者患有糖尿病、冠心病多年。经检查又发现肺腺癌，及时行手术切除和化疗。化疗反应比较重，出现了严重失眠和体质重度虚弱。寻求中医中药治疗。

这位患者多种疾病缠身，必耗伤正气，加之手术损伤内脏及化疗反应，进一步伤及气血、脏腑，致五脏失和，气机升降失序，出现一系列的症状：如初诊所见，因气血亏虚，血不养神，出现严重失眠；气血不足，机体失养，出现严重乏力、动则气喘、声低语怯；肺脾虚弱，宗气不足，胸中气机不畅而致胸中隐隐作痛；气血亏虚，清阳不升而致头晕头痛、脱发；化疗伤及脾胃，运化失常所致的口疮、厌食、大便不规律等症状均是气血虚衰，心神失养，脾胃失和，升降失序所致。

治疗原则先以益气养血、健脾养心为主；待体质恢复后再加消痰散结之品。

在益气养血、健脾养心方面首选归脾汤加味。归脾汤出自《正体类要》。方中黄芪、人参、白术、炙甘草益气养血、补脾和胃；当归、龙眼肉补血养心；茯神、远志、酸枣仁安神宁心；木香理气醒脾；加陈皮、生姜理气和胃止呕；焦神曲、焦麦芽、焦山楂以健胃和胃开胃。从初诊至六诊均是以归脾汤为主随症加减。有疼痛症状时加延胡索、赤芍；恶心呕吐时加苏叶、姜竹茹、藿香；声音嘶哑时加蝉蜕、木蝴蝶；咳嗽重时加白前、炙麻黄、桑叶、百合；出汗多时加浮小麦、煅牡蛎等。患者服后睡眠质量和时间逐渐改善，随之精神、体力、饮食逐渐恢复正常。

六诊以后，在补气养血的基础上加用了消痰散结之品，选用了清半夏、夏枯草、莪术、郁金、浙贝母等。

按以上方法调治，患者服药近两年，精神、饮食、睡眠均恢复正常。多次体检均未发现异常。

三、人参养荣汤合止嗽散治疗肺腺癌术后剧烈咳嗽

1. 患者自述

我姓杨，女，生于 1963 年 6 月，做财务工作。

2016 年 3 月初，我参加单位组织的在郑州大学某附属医院的体检时，发现左肺有个结节。随即进行胸部 CT 检查及穿刺病理检查，诊断为左肺腺癌。2016 年 4 月行左肺上叶切除术。手术后体质比较差，身困乏力。因为发现得早，又及时进行了手术切除，就没有做放、化疗。手术后两个月时出现咳嗽，用了一些止咳药，效果不好，咳嗽症状越来越重，已经严重影响我的饮食和睡眠。在用很多止咳方法均无效的情况下，寻求中医中药治疗。

2. 诊疗经过

2016 年 6 月 19 日初诊：术后近两个月，身体比较虚弱，声音沙哑，咳嗽非常严重，吐少量稀痰，不能见凉，稍一受凉就咳嗽不止，咳嗽时头晕头疼，因咳而影响进食和睡眠，心情急躁，大小便正常；舌质淡，苔白，脉沉细。

诊断：左肺腺癌术后。

辨证：气血不足，脾虚肺弱。

治法：益气养血，补脾宣肺。

方药：人参养荣汤合止嗽散加味。

处方 1：黄芪 15g，桂心 6g，人参 15g，炒白术 30g，茯苓 15g，炙甘草 9g，熟地黄 15g，当归 30g，白芍 15g，远志 12g，五味子 10g，陈皮 12g，炒酸枣仁 30g，柏子仁 15g，焦山楂、炒麦芽、焦神曲各 15g，7 剂。

处方 2：桔梗 12g，白前 15g，荆芥 6g，陈皮 12g，蜜紫菀 15g，百部 15g，蜜麻黄 12g。7 剂。

嘱咐患者两个处方交替应用。每剂药头煎、二煎共取中药汁 400mL，混合后分两次，于上午 10 点和下午 4 点服药。每日 1 剂。

2016 年 7 月 10 日二诊：服上方后，体质明显改善，咳嗽减轻，头晕头

疼症状基本消失，睡眠较前改善，饮食增加，大小便正常。在处方 2 的基础上加炙杏仁 12g，炙甘草 6g。两个方子仍然交替服用。

2016 年 8 月 14 日三诊：咳嗽症状完全消失，体质恢复如常人，只是在受凉后才偶有干咳。经常声音嘶哑，偶有食欲不振，口角溃烂，嗳气，大便干结；舌质淡红，苔白，脉稍数。

调整方药为：生白术 30g，茯苓 15g，陈皮 12g，白芍 12g，前胡 15g，玉蝴蝶 12g，蝉蜕 12g，香附 15g，知母 15g，莱菔子 15g，川厚朴 15g。30 剂。煎服法同前。

2016 年 10 月 9 日四诊：声音嘶哑明显好转，偶有遇凉干咳，夜间口干，气短心慌，食可眠差，大便先干后稀，小便正常；舌质淡红，苔薄白，脉沉。

调整方药为：生黄芪 15g，当归 30g，鸡血藤 30g，熟地黄 15g，白芍 15g，川芎 12g，麦冬 30g，前胡 15g，生白术 30g，茯苓 15g，陈皮 12g，石菖蒲 30g，柏子仁 15g，醋郁金 15g，莪术 15g，30 剂。

2017 年 2 月 12 日五诊：前几天感冒，出现阵发性咳嗽，无痰，夜间咽干，烧心多发生在午饭后，持续约半小时，心慌气短，纳食减少，大便时干时溏；舌淡，苔薄白，脉沉。

调整方药为：蜜炙麻黄 10g，炙苦杏仁 12g，炙甘草 9g，延胡索 15g，炒川楝子 12g，白芍 15g，葛根 15g，黄芩 6g，炒山楂 30g，当归 30g，生黄芪 15g，焦神曲 15g。30 剂。煎服法同前。

2017 年 4 月 16 日六诊：服上方后，咳嗽控制得非常好，近日睡眠和饮食比较差，活动后胸闷乏力明显，大便溏，便后仍有便意，汗多；舌淡红，苔黄腻，脉沉。近日查血常规：血红蛋白 80g/L。

调整方药为：人参 15g，炒白术 30g，茯苓 15g，炙甘草 9g，熟地黄 30g，当归 30g，白芍 30g，远志 12g，五味子 15g，陈皮 12g，炒酸枣仁 30g，柏子仁 15g，夜交藤 15g，阿胶珠 15g，焦山楂、炒麦芽、焦神曲各 15g，30 剂。煎服法同前。

2017 年 5 月 21 日七诊：上述症状均有所改善，查血常规示：血红蛋白

90g/L，还是睡眠差，难以入睡，大便先干后溏或便溏，全身乏力，精神差，这次月经来潮 19 天，还有血块，近四天身上出皮疹，发痒；舌淡，苔白。

调整方药为：人参 12g，炒白术 30g，黄芪 15g，当归 30g，炙甘草 6g，茯神 15g，远志 15g，炒酸枣仁 30g，木香 6g，龙眼肉 9g，蝉蜕 12g，合欢花 15g，夜交藤 15g，柏子仁 15g，煅龙齿 15g，阿胶珠 15g，艾叶炭 12g。30 剂。煎服法同前。

2017 年 6 月 25 日八诊：现在血红蛋白 120g/L，月经量还是比较大，色黑，伴有脱发，腰痛，眠差，皮疹，瘙痒，食欲可，二便正常。

调整方药为：上方去龙眼肉、阿胶珠、艾叶，加白术炭 30g，地榆炭 15g，柴胡 3g，百合 30g。30 剂，煎服法同前。

2017 年 10 月 30 日九诊：上方服后，月经量明显减少，精神、饮食、睡眠均有好转。上方去艾叶、龙眼肉继续服用。

3. 辨证思路

这位患者做全面体格检查时，发现左肺有一个结节，进一步完善胸部 CT 及穿刺检查后，确诊为肺腺癌并手术切除。术后出现重度乏力、剧烈咳嗽，寻求中医中药治疗。

初诊时，患者的体质非常虚弱。造成体虚的原因除了肺癌术后伤及人体正气外，这位患者还患有子宫肌瘤，每次月经量大且经期时间长，伤气耗血；同时确诊为肺癌后，患者心情一直压抑，情绪低落，饮食睡眠都比较差。手术后出现剧烈咳嗽，是因体虚，脏腑失和，痰气蕴结于肺，加之手术伤及肺络，肺失宣降所致。

在治疗上选用具有补脾益肺、气血双补的人参养荣汤和宣肺疏风、止咳化痰的止嗽散加味。人参养荣汤出自《三因极一病证方论》，是治疗脾肺虚弱的重要方剂。本方是在八珍汤的基础上加减而成，既有人参、黄芪、桂心、茯苓、白术、炙甘草以补气健脾益肾、培土生金；又有当归、白芍、熟地黄、大枣以生血补虚调血、和营安脏；五味子生津敛肺，治疗久咳肺气耗散；陈皮理气，以防补腻致胃不和；远志以安神定志，治疗气血不足、心神失养；加炒酸枣仁、柏子仁定心安神，焦山楂、炒麦芽、焦神曲健胃消食，增加食欲。

止嗽散出自《医学心悟》，治疗咳嗽为历代医家所推崇。方中桔梗宣通肺气、止咳通窍；荆芥清利头目、散风利咽；紫菀补虚调中、消痰止咳；百部润肺止咳；白前长于下痰止嗽；陈皮理气消痰；甘草补三焦元气；加炙麻黄更增宣肺止咳之力。

针对这位患者既有气血亏虚，机体失养，又有肺失宣降，重度咳嗽的症状，扶正祛邪均需加大药力，遂采用了两个方药交替使用，使之功大力专。该患者服用后，体质很快得以恢复，咳嗽迅速缓解，减轻了因咳嗽引发的诸多不适症状。治疗过程中根据患者的病情随症加减：如声音沙哑时，加玉蝴蝶、蝉蜕；睡眠不好时，加酸枣仁、柏子仁、夜交藤、石菖蒲、合欢花、煅龙齿等；口角溃疡、食欲不振时加知母、莱菔子、川厚朴；因子宫肌瘤导致失血过多时，又先后选用了归脾汤、胶艾四物汤等，并辅以白术炭、地黄炭以补气生血、补血止血。经过中药汤剂治疗后，患者不适症状基本消失。

目前患者情况很好，对治疗充满信心，一直在随访中。

四、贝母瓜蒌散合百合固金汤加味治疗肺部肿瘤伴咯血

1. 患者自述

我姓刘，女，现年78岁，家住开封市区。

2016年10月底，我因为发热感冒而出现咳嗽发热。服用感冒药退热后，咳嗽不但没有减轻，反而有加重趋势，咳痰也有增多，痰中有血丝。我和家里人都认为是感冒引起的咳嗽，没有在意，在附近的社区医疗服务中心买些治咳嗽的药，但服药后效果不好。

2016年11月26日，因为我已咳嗽1个多月，仍不见好转，就去开封市某医院做胸部CT检查，发现左肺上叶有不规则肿块，检查报告为左肺占位，性质待定。医生说先用抗菌消炎治疗观察。用半个月抗生素后复查，肿块无明显变化，咳嗽没有减轻。医生怀疑是左肺癌。他们建议我做支气管镜检查，以明确肿块的性质，可我害怕，没有做这项检查。医生说如果

不做支气管镜，在 CT 指引下做胸部穿刺检查也可以，我也没敢做。随后，请胸外科医生会诊，他们考虑到我年龄大，肿块距心脏位置较近，如开胸探查切除肿块，会有风险，于是决定放弃手术治疗。家人又多方了解化疗和放疗治疗有一定的毒副作用，考虑我年纪大，身体难以承受，没有进行放、化疗治疗。

经多方咨询，决定寻求中医中药治疗。我从 2016 年 12 月开始服用中药到现在两年半时间。咳嗽、吐痰带血症状在服中药两个月后就基本消失。家属给我买了制氧机，每天吸氧三次。目前我体力恢复很好，前几次去看病都是两三个人扶着。现在我可以单独行走，不需要别人照顾。吃饭、睡眠、大小便也都正常。去医院做检查，左肺肿块没有增大，其他指标均正常，我和家人都特别高兴。

2.诊疗经过

2016 年 12 月 23 日初诊：咳嗽频繁，严重影响晚上休息，总感到胸中气不顺，咳痰，痰黏不易咯出，需用力咳嗽才能咯出来，痰中经常带血，有时是血丝，偶有血块，颜色有时红有时暗，看到咯血特别害怕，体虚乏力，经常声音嘶哑，头晕眼花，食欲很差，口干；舌质红，苔少津，脉沉细数。

诊断：左肺部肿瘤性质待定。

辨证：气阴两虚，痰热蕴结。

治法：养阴清肺，化痰散结。

方药：贝母瓜蒌散合百合固金汤加味。

川贝母 15g，瓜蒌 9g，天花粉 15g，橘红 10g，茯苓 12g，桔梗 12g，百合 15g，生地黄 15g，熟地黄 15g，玄参 9g，麦冬 30g，生白芍 15g，南北沙参各 30g，石斛 15g，炙麻黄 10g，炙杏仁 12g，炙甘草 6g，黄芩炭 12g，仙鹤草 15g。 15 剂。每剂药加水 900mL，泡药 40 分钟。头煎 50 分钟，取汁 250mL，二煎加水 400mL，煎煮后取汁 150mL。两次药混匀，分两次服药，每次服 200mL。上午 10 点服药，下午 4 点服药。

2017 年 1 月 20 日二诊：上方服后咳嗽明显减轻，咳痰带血和口干的症状也明显好转，食欲增加，说话走路有劲了。在上方的基础上加郁金15g，莪术15g，夏枯草15g。30剂。服法同前。

2017年3月19日三诊：服上方后病情稳定，咳嗽及咳痰症状均较轻，痰中基本没有血，音哑、精神、饮食均感到好转，走路已经不用别人搀扶了；舌淡红，脉沉细。上方加蝉蜕12g，木蝴蝶12g。30剂。

2017年4月20日四诊：前几天重感冒，发热，咳嗽加重，咳痰带血的情况也明显增加，胸部不舒服，口干口渴；舌质偏红，脉数。

调整方药为：百合30g，生地炭12g，熟地黄15g，玄参9g，青黛（另包冲服）5g，海浮石12g，瓜蒌仁12g，栀子6g，前胡12g，川贝母15g，桔梗12g，麦冬30g，白芍30g，当归15g，柴胡9g，鱼腥草15g，10剂。日1剂，水煎，每日分两次服。

2017年5月30日5诊：上方服5剂后，吐痰带血症状基本消失，自我感觉良好，咳嗽明显好转，精神、饮食恢复正常；舌质淡红，苔薄白，脉沉。

调整方药为：黄芪12g，太子参30g，当归30g，百合20g，生地炭15g，熟地黄30g，玄参12g，桔梗9g，麦冬30g，白芍30g，仙鹤草15g，蝉蜕12g，木蝴蝶15g，炒白术30g。60剂。

2017年9月6日六诊：自觉各方面都很好，说话声音恢复正常。每天出去散步。近期到开封某医院复查，左肺肿块没有明显变化；舌质淡红，脉沉。

调整方药为：百合20g，生地15g，熟地黄30g，玄参12g，桔梗9g，麦冬30g，白芍30g，当归30g，木蝴蝶15g，太子参30g，炒白术30g，黄芪12g，夏枯草15g，莪术15g，郁金12g，浙贝母15g。30剂。

2018年3月16日七诊：患者精神、饮食、睡眠均正常。遇到天气变化时，偶有咳嗽，痰很少，不带血；舌质淡红，苔薄白，脉沉。

调整方药为：黄芪12g，白术15g，防风6g，太子参15g，当归15g，白芍12g，百合30g，桔梗9g，麦冬30g，木蝴蝶15g，炒白术30g，夏枯草15g，莪术15g，郁金12g，浙贝母15g。嘱咐患者，此方可以间断长期服用。

3. 辨治思路

这位患者因咳嗽，咳痰带血，自感身体状况很差而就诊。查肺部CT提示左肺部占位，因患者年龄大，未做支气管镜及穿刺活检等相关检查。又因肿块距心脏大血管较近，无法手术治疗。患者和家属都不愿意接受放、化疗，遂寻求中医中药治疗。

从患者初诊的情况看，主要症状是剧烈咳嗽、痰中带血、胸闷气短，体质很差，患者思想非常紧张，压力很大，所以尽快控制咳嗽和吐血症状是当务之急。

患者年近80岁，正气亏虚，阴血不足，加之痰气蕴结于肺出现结块，更使肺主气功能失常，肃降无权，致肺气上逆而作咳；痰气结聚加之患者阴虚有热，致肺宣降失常，热伤肺络，络损出血，出现痰中带血；咯血反复发作不仅加重了患者及家属对疾病的恐惧，而且一旦出现大咯血，就有可能危及患者生命。

治疗思路是首先改善临床症状，止咳和止血，即急则治其标。待咳嗽、出血症状控制后，再散结消瘤。首先选用具有清热润肺、理气化痰的贝母瓜蒌散合滋养肺肾、宣肺止咳、凉血止血的百合固金汤加味。

贝母瓜蒌散出自《医学心悟》。方中贝母化痰止咳、润肺清热；瓜蒌清肺润燥、开结涤痰；天花粉生津润燥、清降肺热；橘红、茯苓理气化痰、渗湿和中；桔梗宣肺化痰。

百合固金汤出自《慎斋遗书》。方中百合润肺清热；生、熟地黄并用滋肾润肺；麦冬滋阴润肺降逆；玄参清虚火、利咽喉；当归、白芍养血和血；贝母化痰止咳；桔梗宣肺利咽；生甘草清热泻火、调和诸药。加南北沙参、石斛以增养肺润肺之力；加炙麻黄、炙杏仁以迅速缓解咳嗽症状；加黄芩炭、仙鹤草以加强凉血止血的功效。患者服后咳嗽，吐痰带血的症状很快得到控制，体质逐渐恢复。因咳嗽、痰中带血而引发的诸多症状也都有很大的改善。

在患者咳嗽、痰血等症状基本控制，体质逐渐恢复后，加大了理气消痰、散结祛邪的力度。选用郁金、夏枯草、莪术、海浮石清热化痰、散结消肿，力求有效缩小或稳定肺部的肿块；莱菔子通利大肠之气，肺与大肠相表里，大肠气通，有利于肺气的肃降。同时选用入肺经的蝉蜕和木蝴蝶以利咽开音，缓解患者声音嘶哑的症状。

目前患者的精神状况、饮食以及睡眠情况均正常，每天出去散步，体质恢复如常人。每三个月复查胸部 CT 时均提示：左肺肿块未见增大，患者和家属都非常高兴，更加对中医中药治疗充满信心。嘱其预防感冒，禁食辛辣之物，保持睡眠、饮食规律。

中医药治疗虽没能彻底消除患者的肺部肿瘤，但通过辨证施治，延缓了病情的发展，明显提高患者的生活质量。因此，长期"带瘤生存"也是我们临床医生期望达到的目标。

五、身痛逐瘀汤加味治疗肺腺癌骨转移疼痛

1. 患者自述

我姓刘，男，现年 53 岁，公务员。

2017 年 2 月，无明显诱因下突然感到双侧臀部、骨盆以及腰部疼痛。当时我还以为是劳累过度引起的，就没有重视。直到 2017 年 3 月，上述疼痛症状加重，已严重影响我的日常生活，这才去河南省某医院就诊。经胸部核磁检查后，报告提示右肺结节影，T5、T10 椎体异常密度影，考虑转移瘤。

接诊的临床医生怀疑我是肺癌，并伴有骨转移，建议我住院治疗。可是，我从出现腰、臀部疼痛到检查出肺结节，从来都没有出现肺部的症状，比如咳嗽、胸闷胸痛甚至呼吸困难等。因此，我很难接受患有肺癌的诊断。为了明确肺部结节的性质，在这家医院行肺结节穿刺活检术。术后病理确诊为"右肺腺癌"。我不得不接受这个残酷的结果。

确诊肺腺癌后，我不愿接受手术治疗，就在医生的建议下，先进行化疗，再进行放疗治疗。我进行了 6 次"培美曲塞＋卡铂"化疗，化疗反应非常严重。后开始放疗治疗。放疗期间，我还是没有任何肺部的症状，可

双侧臀部、骨盆及腰部疼痛的症状却一点也没有减轻，还经常因疼痛严重影响睡眠。我的心情非常不好，整日处于郁闷状态。在遭受癌痛折磨的日子里，我就想寻求中医中药治疗。

2. 诊治过程

2017 年 7 月 2 日初诊：患者化疗已经结束，放疗也接近尾声。双侧臀部、骨盆及腰部等多处部位疼痛，经常痛得睡不着觉。身体消瘦，特别乏力，食欲很差，情绪低落；舌质暗，脉涩。

诊断：右侧肺腺癌伴多处骨转移。

辨证：气滞血瘀，痰瘀互结。

治法：活血祛瘀，化痰散结，行气通络。

方药：身痛逐瘀汤加味。

桃仁 9g，红花 12g，川芎 12g，熟地黄 15g，当归 30g，赤芍、白芍各 15g，秦艽 12g，羌活 12g，独活 12g，地龙 12g，香附 15g，没药 12g，五灵脂 12g，透骨草 15g，骨碎补 30g，补骨脂 15g，桑寄生 30g，郁金 15g，莪术 15g，清半夏 12g，浙贝母 30g。15 剂。头煎、二煎共取中药汁 400mL，混合后分两次服，于上午 10 点和下午 4 点服药。

2017 年 9 月 17 日二诊：服用上方后，身体疼痛症状好转，同时感觉乏力减轻，心情、食欲均好转，但晚上还会因为疼痛睡不好觉。上方加石菖蒲 15g，炒酸枣仁 30g。15 剂。煎服法同前。

2017 年 10 月 15 日三诊：服用二诊方药后，患者身体疼痛的症状进一步减轻，晚上睡觉时感觉不到明显的疼痛了。患者说终于可以睡个好觉了。精神、饮食基本恢复正常。10 月 10 日复查时，发现谷丙转氨酶偏高 85U/L。偶尔会有点咳嗽，感觉咽中黏痰；舌苔稍黄腻。上方的基础上加瓜蒌 9g，柴胡 9g。15 剂。

目前患者虽然身体偶有疼痛，已经不影响生活、睡眠和工作了。体质基本恢复。患者说当时找中医治疗是在绝望的情况下想试试看，但没有想到会有这么好的效果。

3. 辨证思路

肺癌骨转移属肺癌晚期，西医治疗主要以化疗、放疗以及双膦酸盐等药物治疗为主，虽然有一定的疗效，但也不可避免伴随着不良反应和毒副作用。因此，在治疗肺癌骨转移出现疼痛时，需要以改善临床症状、缓解疼痛、减少放化疗不良反应、提高患者生活质量为治疗目的的多学科综合治疗。患者的疼痛症状得到有效缓解后，精神状态自然就有很大的改观，不仅可以增强患者的治疗信念，还能增强患者的体质，进而促进康复。

这位患者最初因双侧臀部、骨盆以及腰部疼痛而去医院就诊。在完善核磁及穿刺活检等检查后，最终确诊为右肺腺癌伴骨部转移。虽然进行了积极有效的放、化疗治疗，但患者全身多处疼痛的症状没有缓解，故而寻求中医中药的治疗。

从初诊情况看，患者的主要症状是身体多处疼痛，并且已经影响到睡眠和饮食，体质迅速下降。属于重度癌痛。治疗的当务之急是缓解患者的疼痛症状。

骨转移属于一种继发性骨肿瘤，一般将其归属中医学"骨瘤"等范畴。其病因病机错综复杂，多因外感内伤日久，脏腑功能失调，痰瘀内生，瘀毒侵犯，留滞于骨所致。临床表现以疼痛为主要症状，且疼痛较重。

根据该患者的疼痛部位、疼痛特点和舌质、脉象等症状，中医辨证为气滞血瘀、痰瘀互结。治宜活血祛瘀、化痰散结、行气止痛，选用身痛逐瘀汤加减治疗。

身痛逐瘀汤出自清代王清任《医林改错》，是治疗瘀血阻滞所致身体疼痛的经典方。方中桃仁、红花、当归、川芎活血化瘀、养血补血。桃仁配红花，可使祛瘀之效倍增，用于全身各部位的瘀血及所致的疼痛；桃仁配当归，不仅增强活血化瘀之效，且祛瘀不伤血，补虚不留瘀；当归配伍川芎，不仅活血、养血、行血并举，而且润燥相济；四药合用，使瘀去邪除而不伤正；白芍养血和营，赤芍活血行滞，两药相配，一敛一散，共奏养血活血、柔肝止痛之效；熟地黄补肾养阴；牛膝、五灵脂、地龙行血舒络、通痹止痛；香附行气活血；秦艽、羌活、独活通络宣痹止痛；桑寄生补肝肾、强筋骨。诸药合用，则气机畅瘀血除，痹阻通疼痛止。

中医学认为，肾藏精，精能生髓，滋养骨骼，故而临床上对骨部转移瘤治疗，常选用补肾入骨的中药如透骨草、骨碎补、补骨脂等益精生髓、强筋壮骨的药物，实践证明能显著增强治疗效果。

同时根据患者的临床症状，加郁金、莪术、半夏、浙贝等化痰散结、解毒消瘤；加石菖蒲、酸枣仁开心窍益心智，宁心安神，改善睡眠质量；针对咳嗽、咽中黏痰、舌苔稍黄腻，加柴胡、瓜蒌以理气清肺化痰。

患者经过服用上述方药调理后，身体疼痛逐渐缓解，由疼痛而引发的诸多不适症状也消失，精神、饮食、睡眠恢复正常。

六、千金苇茎汤合清气化痰丸治疗肺部肿瘤合并重度感染

1. 患者自述

我姓于，男，生于 1931 年 10 月，家住驻马店近郊。

2017 年 8 月中旬无明显诱因出现发热、咳嗽、吐痰带血、痰黄黏稠、间断胸闷气短等症状。到河南中医药大学某附属医院诊治。经胸部 CT 检查，发现右肺有占位，同时提示肺部重度感染。因我已经 86 岁，无法进行支气管镜和胸部穿刺检查。临床诊断我是肺部肿瘤合并重度感染。医院给我抗感染治疗，用药后发热症状明显减轻，但咳嗽症状没有缓解。咳嗽很重，吐黏稠黄痰，带有腥味。服用不少止咳药，效果不理想，我想寻求中医药治疗。

2. 诊治经过

2017 年 9 月 18 日初诊：阵发性咳嗽，咳嗽起来后非常严重，咯吐黄痰，黏痰不好咯，有腥味，有时痰中带血，胸部疼痛伴有胸闷，饮食不好，全身乏力；舌质暗红，苔白腻，脉滑数。

诊断：右肺肿瘤（性质待查）合并肺部重度感染。

辨证：肺热壅盛，痰瘀互结。

治法：清热化痰，活血消瘀。

方药：千金苇茎汤合清气化痰丸加减。

桃仁 12g，冬瓜仁 12g，薏苡仁 30g，芦根 12g，炙麻黄 10g，鱼腥草 15g，百部 15g，桔梗 12g，黄芩炭 12g，橘红 15g，清半夏 12g，炙甘草 9g，全瓜蒌 6g，杏仁 12g，枳实 6g，川贝母 15g。7 剂。水煎服，每剂药头煎、二煎共取药汁 400mL，混合后分 2 次服，上午 10 点、下午 4 点服药，每日 1 剂。

2017 年 9 月 25 日二诊：服药后咳嗽症状明显减轻，痰能顺利吐出，服药 5 剂后，痰基本没有腥味了，痰中带血症状也明显减轻。有口干症状，胸中自觉舒畅一些，精神、饮食有好转；舌质稍红，苔白，脉沉。

调整方药为：百合 30g，生地黄 15g，玄参 12g，川贝母 12g，桔梗 9g，麦冬 30g，生白芍 20g，当归 30g，鱼腥草 10g，黄芩炭 12g，陈皮 12g，清半夏 12g，茯苓 9g，炙甘草 6g。15 剂，煎服法同上。

2017 年 10 月 16 日三诊：咳嗽、吐痰症状基本消失，精神、饮食、睡眠都较前改善，但还是感到乏力，胸中不适；舌质淡红，苔白，脉沉。

调整方药为：太子参 30g，当归 30g，鸡血藤 20g，白术 30g，茯苓 9g，百合 30g，麦冬 30g，川贝母 12g，桔梗 9g，郁金 16g，莪术 15g，制胆南星 12g，陈皮 12g，清半夏 12g，炙甘草 6g。15 剂。煎服法同上。

3. 辨治思路

根据患者初诊症状，咳嗽严重，咳吐黄黏痰，有腥味，痰中带血，胸部疼痛伴有胸闷等症状，舌质暗红，苔白腻，脉数无力。中医辨证属瘀热互结、肺热壅盛型的肺痈。

这位患者年龄大，体质差，病情重。治疗思路分三个阶段，第一阶段以清热化痰、活血消痈为主；第二阶段以养肺滋肾，化痰止咳为主；第三阶段以益气养阴、祛痰散结为主。

第一阶段方选千金苇茎汤合清气化痰丸加减。患者咳吐黄痰、舌红苔黄、脉数为肺热壅盛。间断胸闷，为痰热郁结，阻塞气道所致。本病病位在肺，病理性质属实、属热。因邪热郁肺，蒸液成痰，邪阻肺络，血滞为瘀，而致痰热与瘀血互结，热壅血瘀成痈。正如《柳选四家医案·环溪草堂医案·咳喘门》所说："肺痈之病，皆因邪瘀阻于肺络，久蕴生热，蒸化成脓。"治宜清热解毒消痈之法。选用《千金要方》苇茎汤，合《景岳全书》清气化痰丸。

千金苇茎汤合清气化痰丸具有很强的清热解毒、化痰散结、活血消痈的作用。方中芦根入肺经善清透肺热；冬瓜仁甘寒润肺、化痰消痈；瓜蒌清热化痰消痈；薏苡仁甘淡微寒，上清肺热而排脓，下利肠胃而渗湿；桃仁活血逐瘀可助消痈；橘红、枳实理气降逆、调畅气机；半夏燥湿化痰；杏仁宣肺化痰止咳；改黄芩为黄芩炭清肺止血；更加麻黄以宣肺止咳；鱼腥草清热消痈；川贝母、百部、桔梗止咳化痰、清热散结。诸药合而共奏清热化痰、逐瘀排脓之效。患者服药后，咳嗽吐痰症状很快获得明显缓解。

第二阶段方选百合固金汤加减。患者服千金苇茎汤合清气化痰丸加减后，痰热得解，瘀热得清，诸症好转。但患者年龄大，肺肾本虚，加之痰热壅盛于肺，更耗其阴液。肺肾阴虚，虚热内生，则疾病会缠绵难愈。同时也虑上方寒凉伤正。故选用百合固金汤加减。方中百合、生地黄两滋肺肾；麦冬助百合以润肺止咳，玄参助生地以滋肾清热；当归、芍药养血和阴；贝母、桔梗清肺化痰；肺部余热仍需进一步清理，仍加鱼腥草、黄芩炭以清热止血；陈皮、清半夏、茯苓、炙甘草以理气化痰。患者服用后各种症状均得到很好的控制，病情进一步向好的方面转化。

第三阶段选用益气养血、软坚散结的方药。疾病日久，耗气伤血，故选太子参、当归、鸡血藤以益气养血活血；白术、茯苓健脾和胃，顾护脾胃之气；百合、麦冬养阴滋肺；川贝母、桔梗、郁金、莪术、制胆南星软坚散结；陈皮、清半夏、炙甘草以化痰理气。患者服用后，自觉精神、饮食、睡眠均好转，做肺部检查提示肺部炎症吸收，右肺肿块较前缩小。以上的治疗效果也为下一步肺部肿块的诊治奠定了基础。

七、黑锡丹加减治疗晚期肺癌喘脱欲绝证

1. 患者自述

我姓葛，男，生于 1945 年 6 月，河南漯河人。

2014 年 10 月因颈、肩部疼痛去医院做胸部 CT 检查，提示：①左肺

上叶及近左肺门占位，考虑肺癌；②纵隔、腹膜后多发肿大淋巴结，考虑转移；③两肺多发结节，考虑转移；④右肺上叶肺大泡；⑤双侧胸腔积液、心包积液；⑥右侧胸膜增厚；⑦右肾囊肿。查 ECT 示：颈椎，左锁骨骨质代谢活跃怀疑骨部转移。行肺穿刺活检术后确诊为肺腺癌。

医生告诉我，病情比较重，已经失去手术治疗机会，只能采用化疗的方法，让我高度重视。化疗 2 次后，反应太大，我实在接受不了，就在当地一直服用中药进行治疗，病情基本稳定，生活质量日渐改善。

2017 年 11 月初，我因受凉后出现咳嗽，伴发热、胸闷、气喘，以"肺癌合并肺炎"为诊断收入当地医院治疗。经抗炎治疗后，发热症状缓解，但胸闷、气喘特别严重，呼气和吸气都很困难，不能活动，稍一活动，就大口喘气，心慌得也很厉害，头上出汗。家里人听朋友介绍说郑玉玲教授是看肿瘤疾病的专家，就慕名求治。

2. 诊治经过

2017 年 11 月 12 日初诊：患者是家属推着，坐轮椅来诊室的。因为气喘得厉害，叙述病情时，一句话要停顿多次，气短接续不上，诉近期睡眠时只能端坐不能平卧，平躺后喘促加重。因喘促严重，影响饮食，睡眠很差；舌淡暗，少津，脉沉微。

诊断： 左肺腺癌伴心包积液、淋巴结转移、骨转移。

辨证： 肺肾虚衰，肾不纳气。

治法： 温肾纳气，消痰定喘。

方药： 黑锡丹加减。

制附子 6g，肉桂 6g，肉豆蔻 6g，阳起石 9g，木香 3g，沉香 3g，小茴香 3g，胡芦巴 12g，金铃子 12g，补骨脂 12g，百合 30g，麦冬 30g，五味子 12g。7 剂。水煎服，每日 1 剂。

2017 年 11 月 19 日二诊：服上方后，喘促气短等症状明显减轻，能躺下睡觉，睡眠改善，食欲增加。但近来出现下肢水肿。在原方的基础上加猪苓 30g，泽泻 12g，葶苈子 12g，防己 15g。15 剂，水煎服，每日 1 剂。

2017 年 12 月 3 日三诊：喘促症状明显好转，已经不用坐轮椅，可以在屋里自由活动，精神好转，下肢水肿也明显减轻。饮食、睡眠均有改善。在上方的基础上，加莪术 15g，郁金 15g，川贝母 12g。30 剂。煎服法同前。

3. 辨证思路

该患者久病迁延不愈，肺部痰瘀互结，日久不解，耗损气血，致机体正气大虚。久则肺肾两虚，肾失固摄，气浮于上出现喘脱危证。正如《证治准绳·喘》所说："肺虚则少气而喘。"又肺之气阴亏耗，不能下荫于肾，肾之真元伤损，根本不固，则气失摄纳，上出于肺，出多入少，逆气上奔而为喘，《医贯·喘》也论："真元耗损，喘出于肾气之上奔……乃气不归元也。"久病则肺虚及肾，肾阳衰弱，水无所主，干肺凌心，肺气上逆，心阳不镇而加重喘促。

该患者病位在肺，涉及肾。开始以肺气虚为主，日久致肾阳虚衰，无力纳气，气浮于上。治宜补肺温肾、纳气归肾、敛肺定喘，选用黑锡丹加减以温肾定喘、纳气归肾。方中附子、肉桂温肾助阳、引火归原，使虚阳复归于肾中；阳起石、补骨脂、胡芦巴温命门、除冷气，以接纳下归之虚阳；茴香、沉香、肉豆蔻温中调气，降逆除痰，又兼能暖肾；但又恐诸药温燥太过，故用一味苦寒之川楝子，既能监制诸药，又有疏利肝气之用。上方加补骨脂以补肾壮阳、纳气平喘；加百合、麦冬既能润肺生津，又能兼制附、桂的温燥之性；加五味子上能收敛肺气而止咳，下能滋肾阴而固摄。此配伍药证相符，患者服后获得明显的效果。

在以后的复诊中，根据患者出现下肢水肿的症状，加猪苓、泽泻，这两味药均入肾和膀胱经，有渗湿利水之功；加葶苈子既能泻肺平喘，又能利水消肿，还有明显的强心作用；加防己以加强利水消肿的功效。患者服后很快水利肿消。待患者气喘、水肿症状缓解，病情趋于稳定后，加莪术、川贝母、郁金化痰散结、理气消瘀之品，以消除肺部痰瘀互结的病机，巩固疗效。

黑锡丹出自宋代《太平惠民和剂局方》，适用于"脾元久冷，上实下虚，胸中痰饮，或上攻头目彻痛，目睛昏眩；及奔豚气上冲，胸腹连两胁，膨胀刺痛不可忍，气欲绝者；及阴阳气上下不升降，饮食不进，面黄羸瘦，肢体浮肿，五种水气，脚气上攻；及牙龈肿痛，满口生疮，齿欲落者；兼治脾寒心痛，冷汗不止；或卒暴中风，痰潮上膈，言语謇涩，神昏气乱，喉中痰响，状似瘫痪，曾用风药吊吐不出者……或触冒寒邪，霍乱吐泻，手足逆冷，唇口青黑；及男子阳事痿怯，脚膝酸软，行步乏力，脐腹虚鸣，大便久滑；及妇人血海久冷，白带自下，岁久无子，血气攻注头面四肢；并宜服之；兼疗胸膈烦壅，痰饮虚喘，百药不愈者"（《增广太平惠民和剂局方》），"真元虚惫，阳气不固，阴气逆冲，三焦不和，冷气刺痛，饮食无味，腰背沉重，膀胱久冷，夜多小便……及阴证阴毒，不省人事"（《医门法律》）。

我在临证时常用此方加减治疗晚期肺癌出现的喘脱欲绝证，绝大多数均能收到很好的效果。

八、益肾护骨解毒汤治疗肺癌伴多发骨转移

1. 患者自述

我姓陈，女，生于 1966 年 3 月，河南南阳人。

2016 年 5 月初的一天，我突然感到背部不舒服，有时还有疼痛的感觉。我认真回忆，没有干什么重活，没有能引起背痛的原因。家里人督促并陪我去郑州大学某附属医院看病。经过胸部 CT 检查提示：右肺有占位伴双肺多发小结节。医生说，肺部的结节要高度重视，需要做胸部穿刺检查确诊，同时建议我查查骨部的情况。我按照医生的安排做了检查。胸部穿刺病理诊断：肺腺癌，免疫组化 TTF-1（＋）EGFR 基因第 19 外显子缺失突变。SPECT：全身多发骨代谢活跃，考虑骨转移。据此医生给我的诊断是右肺腺癌伴两肺转移、骨部转移。

当时我的精神一下崩溃了，我才 50 岁出头，就得了这么重的疾病。我还有一大家子，以后我就是患者了，不但不能照顾他们，还成了他们的拖累。我自己还不知道将受多大的罪。我虽然不懂医，但我知道癌症转移了，就是晚期，不好治了。我整日处在极度悲伤和烦躁中，那一段时间体质明显下降。家里人想方设法安慰我。为了家里的亲人，我想着先治治试

试吧。

医生让我口服易瑞沙及抗骨转移治疗。我服药后胃肠反应不是太大。但在服药过程中，又出现右髋部骨部转移，影响走路，痛得非常厉害，严重影响我晚上睡眠。我心情非常烦躁，家里人特别着急，最后商量决定寻求中医中药治疗。

2.诊疗经过

2016年7月31日初诊：患者重度乏力，每天昏昏沉沉，有些怕凉，背部和右髋部疼痛，晚上怎么调整姿势都不舒服，经常痛得睡不成觉，大便稀溏，小便正常；舌质淡，苔少，脉沉细无力。

诊断：右肺腺癌伴两肺转移，骨部转移。

辨证：肺脾肾亏虚，骨骼失养，瘀毒内结。

治法：补肺健脾，益肾护骨，化瘀解毒。

方药：益肾护骨解毒汤加味。

桑寄生30g，菟丝子30g，制杜仲12g，熟地黄15g，肉桂9g，补骨脂15g，透骨草15g，骨碎补15g，川续断30g，独活10g，白芥子12g，川牛膝15g，秦艽12g，黄芪15g，当归30g，柴胡9g，夏枯草15g，清半夏15g，桃仁12g，红花12g，蜈蚣3条，全蝎6g。7剂。水煎服，每剂药头煎、二煎共取药汁400mL，混合后分2次服，上午10点、下午4点服药，每日1剂。嘱咐患者继续服用靶向药易瑞沙。

2016年8月8日二诊：上方服用后，感觉不错，身上有点力气了，最重要的是右胯部疼痛减轻了。嘱咐患者按照上次的方子继续服用。

2016年9月5日三诊：服上方1个多月，身体恢复得很好，有精神了，背部不适的症状基本消失，我的右胯部的疼减轻多了。有时有口干症状。复查MRI、CT显示病灶稳定。上方加百合30g，麦冬15g。15剂。

2016年10月10日四诊：近期吃饭不太好，胃酸，睡眠差，无胸闷，不咳，晨起痰多，转氨酶偏高，AST115U/L、ACT195/S。舌质红，苔少，有裂纹，脉沉细。上方加黄芩12g，赤芍、白芍各15g，芦根15g。30剂。

2016年11月28日五诊：服用上方后肝功能较前明显下降（AST44U/

L、ACT56/S），目前仍口服易瑞沙，精神饮食均可以，睡眠差，夜间 2～3 点易醒，大便次数多，一日 2～3 次；舌质淡红、苔少、有裂纹。停经 2 月余。上方去赤芍、白芍、芦根。加蝉蜕 12g，酸枣仁 30g。30 剂，煎服法同上。

2017 年 7 月 10 日六诊：上次开方后，患者去南方住了，带着上方在当地取药煎服，一直服用至今，身体无明显不适。精神饮食都很好，睡眠还是不太好。腰髋部阴雨天疼痛，可自行缓解。大便基本成形，小便正常；舌淡边有齿痕，舌中后部稍白腻。6 月 26 日复查：总胆固醇偏高 5.67mmol/L，甘油三酯 2.63mmol/L；肝肾功、电解质正常。复查胸部 CT：右肺病变和 4 月 26 日变化不明显，双肺病灶稳定。L1 椎体内及右侧肱骨头较前变化不明显。

调整方药为：独活 12g，秦艽 12g，防风 6g，细辛 3g，川芎 12g，当归 30g，赤芍、白芍各 15g，熟地黄 15g，桂枝 6g，茯苓 15g，党参 15g，杜仲 12g，川牛膝 15g，桑寄生 30g，骨碎补 15g，郁金 12g。30 剂，煎服法同前。

2017 年 9 月 10 日七诊：上方服后精神、饮食均好，最近晨起刷牙时牙龈出血，睡眠还是不好，大便偏溏；舌质红，苔少，脉沉细。

调整方药为：百合 9g，熟地黄 15g，生地炭 15g，玄参 9g，浙贝母 12g，麦冬 30g，生白芍 15g，当归 30g，知母 12g，莪术 15g，郁金 12g。30 剂。

2017 年 11 月 18 日八诊：上方服后，牙龈出血消失，自觉身体各方面还可以，睡眠不好，还是担心复发；舌质淡红，苔白，脉沉。

调整方药为：太子参 30g，当归 30g，黄芪 15g，鸡血藤 30g，白术 30g，清半夏 15g，郁金 15g，夏枯草 30g，僵蚕 15g，浙贝 15g，百合 30g，补骨脂 15g，透骨草 15g，骨碎补 15g，川续断 30g，桑寄生 30g，菟丝子 30g，焦山楂、炒麦芽、焦神曲各 10g，酸枣仁 30g。30 剂。煎服法同前。

3. 辨治思路

这位患者是在明确诊断为右肺腺癌伴两肺转移、多发骨转移，口服靶向化疗药及抗骨转移治疗时，因身体每况愈下，右髋部疼痛加重，寻求中医中药治疗的。

从初诊患者的情况看，主要症状是右髋部疼痛，夜晚加重。此因痰毒互结于肺部，耗损肺气日久，导致肾精血不足。肾主骨，肾精血虚则骨部失养，出现右髋部疼痛，夜间加重。初诊以补气养血、补肾护骨为治疗原则。选用我长期在临床治疗骨部转移总结的益肾护骨解毒汤。方中菟丝子温而不热，补而不燥，补肾益精，为平补阴阳之良药；桑寄生补益肝肾、强健筋骨，与菟丝子共为君药。杜仲既补肾阳，又益肾阴、润肝燥、强筋骨，为平补肝肾，治疗腰膝酸痛、筋骨痿软之要药；续断既能补肝肾、强筋骨，又续筋接骨、疗伤止痛，为骨科要药；杜仲长于补养，补而不走，续断偏于活血，补而善走，二者相伍，不仅药力倍增，且补而不滞；肉苁蓉温而不热，补而不腻，为补肾阳、益精血之良药；熟地黄善滋肝肾之阴，为治肝肾阴虚之要药；补阳之肉苁蓉配伍滋阴之熟地黄，则阳得阴助而生化无穷，尽显"阴中求阳"之意，与杜仲、续断共为臣药。补骨脂补肾阳、固肾精；骨碎补温补肾阳、强筋续骨、疗伤止痛，为伤科要药；透骨草暖筋透骨、除湿止痛，载药入筋骨，为骨部引经药；土牛膝活血化瘀、祛湿解毒；白芥子豁痰散结、通络止痛，补骨脂、骨碎补、透骨草、土牛膝与白芥子共为佐药。独活祛风湿、止痹痛，为治风湿痹痛之要药，为使药。诸药合用，共奏补肾填精、解毒护骨之效。

根据患者的病情又加用黄芪，当归以补气养血；秦艽舒筋止痛；柴胡疏肝理气；夏枯草，清半夏化痰散结；桃仁、红花活血化瘀；蜈蚣、全蝎通络解毒。

患者服药后自觉体质好转，疼痛减轻。效不更方，二诊、三诊、四诊、五诊均在此基础上根据临时出现的症状稍作加减。如出现口干加百合、麦冬；转氨酶升高加黄芩、赤芍、白芍、芦根。患者家离郑州较远，病情又趋于稳定，在当地按照上方继续服用。患者自述症状明显好转，生活质量较高。

患者在2017年7月10日六诊时自述腰髋部阴雨天疼痛，可自行缓解，大小便正常，舌淡边有齿痕，舌中后部稍白腻。辨证为体虚又感受风寒湿邪，客于肢体关节，气血运行不畅，故见腰髋疼痛，方选独活寄生汤加减。方中重用独活性善下行，除久痹，祛筋骨间的风寒湿邪；秦艽祛风湿、舒筋络而利关节；桂枝温经散寒、通利经脉；防风祛风胜湿，桑寄生、杜仲、牛膝以补益肝肾而强壮筋骨，且桑寄生兼可祛风湿，牛膝尚能活血以通利肢节筋脉；当归、川芎、熟地黄、白芍养血和血；党参、茯苓、甘草健脾益气。以上诸药合用，具有补肝肾、益气血、强筋骨之功效。

患者七诊时疼痛症状基本消失，因有牙龈出血，舌质红、苔少，脉沉细，方选百合固金汤。本方服之可使肺金宁而肺气固，方中百合、生熟地黄滋养肺肾阴液；麦冬助百合以养肺阴、清肺热，玄参益肾阴、降虚火；当归、白芍养血和营；贝母、桔梗清热化痰，针对肺积又加郁金、莪术以散结。诸药合用，使阴液恢复，肺金得固，诸症自能随之而愈。

对这位患者的治疗思路是首先改善临床症状，解决骨部疼痛，缓解因痛而引发的诸多不适。肺部肿瘤是一种全身正虚、局部邪实的疾病，因此要兼顾扶正祛邪，争取让这位患者带瘤长期生存，且能有好的生活质量。

九、苏子降气汤合涤痰汤加味治疗肺癌放化疗后复发并脑转移

1. 患者自述

我姓崔，男，生于1945年10月，曾从事教师工作。

2013年10月中旬做体检时发现左肺有结节。同年11月初到郑州大学某附属医院详细检查。胸部CT：左肺结节，性质待定。医生建议做胸部穿刺活检以明确诊断。因患有冠心病，2013年12月做了冠状动脉支架植入术，术后短期内不能行肺结节穿刺活检。2015年11月，我出现了咳嗽症状并逐渐加重，痰中带血伴有胸背部疼痛。我到河南省某医院做胸部CT提示：左肺占位。支气管镜检并活检病理诊断：左肺腺癌。

确诊左肺腺癌后，即在河南省某医院行化疗、放疗。前后放疗20次，化疗7个周期。放、化疗后，当时肿瘤确实缩小了，但半年后肺部肿块再次复发增大，同时发现有脑转移。当时我的身体刚经历了放疗、化疗后不久，体质很虚弱，肿块再次复发增大，而且又出现了脑部转移，对我的打

击巨大，感到没有任何希望了，只好寻求中医中药治疗看看吧。

2. 诊治经过

2016年10月18日初诊：当时我经常咳嗽，夜间加重，痰多胸闷，咳嗽时头晕头疼，记忆力明显减退，睡眠饮食尚可，二便正常；苔白腻，脉弦滑。

诊断： 左肺腺癌放化疗后局部复发并脑转移。

辨证： 肺虚脾弱，痰湿蕴结，壅滞肺脑。

治法： 益肺健脾，化湿消痰，散结开窍。

方药： 苏子降气汤合涤痰汤加味。

紫苏子15g，橘红15g，清半夏12g，当归30g，前胡15g，川厚朴12g，肉桂6g，胆南星9g，石菖蒲15g，人参10g，茯苓15g，陈皮9g，枳实10g，姜竹茹15g，郁金15g，夏枯草15g，莪术15g，焦神曲15g。15剂。每剂药头煎、二煎共取药汁400mL，混合后分2次服，上午10点、下午4点服药，每日1剂。

2016年11月29日二诊：服药后咳嗽吐痰症状明显减轻，头晕头疼症状也有好转，有时口干；舌苔白腻，脉弦滑。

上方加北沙参15g。30剂，煎服法同上。

2017年2月14日三诊：服药后，咳嗽吐痰症状基本消失，因患者自我感觉良好，就没有连续服药。直到最近睡眠不好，深呼吸时伴有胸痛才来复诊，活动后胸痛会有所减轻。苔白，脉弦。上方石菖蒲加至30g，加炒酸枣仁30g，炒薏苡仁30g，桃仁15g，延胡索15g。30剂。

2017年3月28日四诊：服药后自感身体恢复尚好，睡眠稍有好转，深呼吸时感觉胸痛；舌质淡红，苔白，脉沉。

调整方药为：柴胡6g，延胡索15g，川楝子12g，紫苏子15g，白芥子15g，莱菔子15g，橘红15g，清半夏12g，当归30g，前胡15g，川厚朴12g，郁金15g，夏枯草15g，莪术15g，焦神曲15g，石菖蒲30g，炒薏苡仁30g。15剂。

2017年5月23日五诊：服药后病情稳定，胸痛症状基本消失，睡眠也明显好转，偶尔咳嗽时痰中带血，纳眠可；苔稍腻，脉沉。上方去夏枯草、焦神曲、石菖蒲、薏苡仁、陈皮，加黄芩炭 12g，仙鹤草 15g，肉桂 3g，浙贝母 30g。15 剂，水煎服。

2017 年 9 月 26 日六诊：服用上方之后，吐痰带血症状消失，未诉特殊不适，纳眠可，想继续服用中药巩固治疗，舌质舌苔均正常，脉沉。上方去黄芩炭、仙鹤草、肉桂，加焦山楂、炒麦芽、焦神曲。

3. 辨证思路

患者 2013 年体检时发现左肺结节，但当时无任何症状。因患有心脏疾患而没有对肺部进一步检查治疗。至 2015 年 11 月因咳嗽、咯血，伴胸背部疼痛，到河南省某医院进一步检查，确诊为肺腺癌，患者没有手术，选择了放疗、化疗。放、化疗后，患者咳嗽症状始终没有缓解，局部肿块增大，又出现脑部转移，转而寻求中医药治疗。

患者主要症状是咳嗽反复发作，痰多，有时痰中带血，随着病情发展出现胸疼，舌苔腻，脉滑，当属于中医"肺积""咳嗽""胸痛"等病的范畴。病程早期，虽有痰气凝结于局部，肺部有结节，但未影响肺的宣发肃降，所以没有任何症状。痰气凝结日久，未及时消解，形成顽痰结聚，痰阻血行，痰瘀互结，势必影响肺部的正常生理功能，出现咳嗽症状，日渐加重；痰阻血瘀，血不循经，出现痰中带血；痰瘀互结于胸部，气机不利，出现胸痛症状；痰随气行，上逆于清窍，出现脑部占位；患者苔多白腻，是因肺失宣降，脾失健运，湿浊内盛而致；脉弦滑为痰湿之象。方选苏子降气汤合涤痰汤加减治疗。

苏子降气汤出自《太平惠民和剂局方》。方中苏子降气平喘、祛痰止咳；半夏、川厚朴、前胡燥湿化痰、宽胸降逆；肉桂温补下元、纳气平喘；当归养血补血。

涤痰汤出自《奇效良方》。方中陈皮、胆南星、半夏理气燥湿、祛痰散结；竹茹、枳实清燥开郁、化痰利膈；石菖蒲通心开窍；人参、茯苓、甘草补益心肺、健脾渗湿。加郁金理气化瘀、夏枯草消痰散结、莪术理气化积、焦神曲和胃消食。全方共奏益肺健脾、化湿消痰、散结开窍的功效。

患者服药后咳嗽咯痰明显减少，因咳嗽而引发的诸多不适逐渐缓解，说明药证相符。所以在给这位患者治疗过程中始终以苏子降气汤合涤痰汤为主加减治疗。如患者久咳伤阴，加北沙参、麦冬以养阴润肺；睡眠不好，加石菖蒲、薏苡仁、炒酸枣仁以化痰安神、健脾安神和养血安神。有胸痛症状时，加金铃子散活血止痛，配合柴胡以增强行气止痛的功效；咳嗽痰中带血时，加仙鹤草、黄芩炭以清肺止血。

患者目前精神、饮食、睡眠均好，仍坚持中药治疗。

食 管 癌

食管癌是消化道常见的恶性肿瘤之一。在世界范围内，我国属于食管癌发病率较高的国家。近几年，由于我国对食管癌防治工作的重视及生活水平的提高，食管癌在常见十大恶性肿瘤的排位明显下移。据 2019 年 1 月国家癌症中心发布的中国恶性肿瘤发病和死亡分析报告显示，食管癌居全国恶性肿瘤发病第 6 位，每年新发病例约 24.6 万，占 6.26%。其中，男性发病排在第 5 位，每年新发病例约 17.7 万，占 8.23%。女性发病排在第 9 位，每年新发病例约 6.9 万，占 3.88%。食管癌位列全国恶性肿瘤死亡第 4 位，每年死亡病例约 18.8 万，占 8.04%，其中每年死亡病例男性排在第 4 位，约 13.7 万，占 9.26%；女性排在第 6 位，约 5.1 万，占 5.94%。

以上统计数字和 2014 年相比：2014 年食管癌发病率为 9.3%，死亡率为 10.65%，可以看出食管癌发病率和死亡率均明显下降。目前对食管癌的治疗多采取中西医结合的方法。中医药结合手术、放疗、化疗、离子支架植入、光动力治疗等方法，可以显著提高患者的生活质量和生存时间。

中医古代文献中没有"食管癌"病名的记载，但于二千多年前就有类似食管癌症状的描述。历代医家对其病因病机及治则方药进行不断深入的研究。食管癌早、中期，以进食噎塞不下为主症时称为"噎、膈"；至晚期时，除进食困难外，还出现呕吐大量痰涎、吐血、全身极度消瘦时，将其归属于"呕吐""虚劳"等病证的范畴。

对本病症状的记载：《素问·至真要大论》曰："饮食不下，膈噎不通，食则呕。"《灵枢·邪气脏腑病形》记载："脾脉……微急为膈中食饮入而还出，后沃沫。"唐·孙思邈《千金要方·噎塞论》中曰："食噎者，食无多少，唯胸中苦塞，常痛不得喘息。"宋·严用和《济生方》记载："其为病也，令人胸膈痞闷，呕逆噎塞，妨碍饮食，胸痛彻背，或胁下支满，或心忡喜忘，咽噎（原书无噎字）气不舒。"明·赵献可《医贯》描述本病："噎膈者，饥欲得食，但噎塞迎逆于咽喉胸膈之间，在胃口之上，未曾入胃即带痰涎而出。"

对本病的分类：隋·巢元方《诸病源候论》将噎分为气噎、忧噎、食噎、劳噎、思噎五类，又具体描述了气噎和食噎的症状。随着历代医家对本病研究的不断深入，又分为噎和膈两大类，并已认识到噎、膈证的预后不良，将其归于风、痨、鼓、膈四大绝症之列。

经过历代医家的不断探索，对本病病因病机有如下认识：

（1）认为此病和情志因素、酒色过度有关：致脾胃损伤，痰湿壅塞，气滞血瘀，阻塞食道以致管道噎塞不下。如《素问·通评虚实论》中曰："隔塞闭绝，上下不通，则暴忧之病也。"《诸病源候论》曰："忧恚则气结，气结则不宣流，使噎。噎者，噎塞不通也。"明·李中梓《医宗必读》提出："忧思悲恚则脾胃受伤，血液渐耗，郁气生痰，痰则塞而不通，气则上而不下，妨碍道路，饮食难进，噎塞所由成也。"明·徐春甫《古今医统大全》记载本病的成因是"膈噎始因酒色过度，继以七情所伤"。《明医指掌》中论述本病成因："（噎膈）多起于忧郁，忧郁则气结于胸臆而生痰，久则痰结成块，胶于上焦，道路窄狭，不能宽畅，饮或可下，食则难入，而病已成矣。"清·徐灵胎论述本病时曰："噎膈之证，必有瘀血，顽痰逆气，阻隔胃气。"清·杨素园在研究本病时指出："食管中系有形之物阻挠其间，而非无故狭隘也明矣。"

（2）认为此病和饮食不洁、生活不节有关：如宋·严用和《济生方》指出："倘或寒温失宜，食饮乖度，七情伤感，气神俱扰，使阳气先结，阴气后乱，阴阳不和，脏腑生病，结于胸膈，则成隔，气流于咽嗌，则成五噎。"元·朱丹溪论述本病时指出："夫气之初病也，其端甚微，或因些少饮食不谨，或外冒风雨，或内感七情，或食味过厚，偏助阳气，积成膈热。"清·喻昌《寓意草·附与门人论饮滚酒过多成膈症之故》论述本病指出："过饮滚酒，多成膈证，人皆知之。"

（3）认为此病与年高肾衰、先天禀赋、气血亏虚有关：如元·朱丹溪指出："噎膈反胃各虽不同，病出一体，多由气血虚弱而成。"明·赵献可在《医贯》中论膈证时曰："唯男子年高者有之，少无噎膈。"明·张景岳论述本病时指出："噎膈一证，必以忧愁、思虑、积劳、积郁，或酒色过度损伤而成……酒色过度则伤阴，阴伤则阴精血枯涸，气不行则噎膈病于上，精血枯涸则燥结病于下。"

历代医家对本病的治则和方药积累了丰富的经验，如汉·张仲景创制补中降逆的大半夏汤治疗暮食朝吐、朝食暮吐的反胃，创制化痰散饮、和中止呕的小半夏汤；治疗吐后痞硬、噫气不除的旋覆花代赭石汤等。宋代《太平惠民和剂局方》记载用丁香透膈汤治疗脾胃虚弱，痰气郁结的噎膈。沈括在《苏沈良方》中创制软坚散结的"昆布丸"用于治疗噎膈等。在金元时期，刘完素、张子和主张用攻法治疗本病；李杲则用养血行瘀之法；朱丹溪重视滋阴降火；明代张景岳则偏于调理脾肾。

随着时代的发展、医学的进步，对食管癌的研究更加深入系统，目前对食管癌的治疗多采取中西医结合综合治疗手段。

我在临床经治的食管癌均是晚期，且均是经过手术、放化疗后的患者。以下实录两例。

一、豆根管食通和半夏厚朴汤加味治疗晚期食管癌合并肺气肿

1. 患者自述

我姓李，男，生于 1950 年 3 月，家住洛阳市洛宁县。

2015 年 7 月初，我在吃饭时突然出现吞咽受阻，进食不顺，吞咽时伴有疼痛感。至洛阳某医院就诊，查胃镜并取活检后，确诊为食管鳞状细胞癌。医生建议手术治疗，但我身体素质差，既往又有支气管哮喘、慢性支气管炎、肺气肿等病史，与全家商量后，决定不做开胸手术，只是在洛阳某医院行放疗、化疗治疗。治疗期间，因放、化疗副作用特别大，我的体质越来越差，实在撑不下去了，只得停止放、化疗，寻求中医药治疗。

2. 诊疗经过

2015 年 8 月 16 日初诊：主要症状是进食不顺，经常出现吃饭时噎着，特别难受，有时胸部疼痛，打嗝憋胀，活动后胸闷气喘，偶有咳嗽，大便稀，日 3～5 次，不成形；舌紫暗，苔黄腐，脉滑数。

诊断：食管鳞癌合并支气管哮喘、肺气肿。

辨证：气滞湿阻，痰热蕴结。

治法：理气解郁，化痰散结。

方药：豆根管食通汤合半夏厚朴汤加味。

山豆根 4g，急性子 3g，黄药子 6g，三七 9g，沉香 3g，清半夏 15g，胆南星 12g，郁金 15g，川厚朴 15g，茯苓 30g，紫苏子 15g，冬凌草 15g，皂刺 15g，炙麻黄 10g，柴胡 6g，炒白术 30g，砂仁 12g，焦山楂、炒麦芽、焦神曲各 15g。15 剂。水煎服，沉香后下。每剂药头煎、二煎共取药汁 400mL，混合后分 2 次服，上午 10 点、下午 4 点服药，每日 1 剂。

2016 年 3 月 27 日二诊：服用上述中药后，胸闷、气喘咳嗽等症状明显好转。进食梗噎有缓解，但还是时常发生，咳嗽，咯白黏痰，伴咽痛，口淡，食之无味；舌淡暗，苔白厚腻，脉滑。上方加桔梗 9g，川牛膝 15g。30 剂，煎服法同前。

2016 年 8 月 28 日三诊：胸闷气喘基本消失，咳嗽咯痰稍有好转，进食梗噎减轻，有时痰多，伴有口干、口苦、咽痛、恶心等；舌质淡，苔白，脉沉。

服用中药两个月后，患者的体质明显改善。建议患者可以配合再做一下局部放疗。患者心里害怕，不想去做。告诉患者有中药保驾，放疗的副作用不会像原来那么大了，对肿瘤的治疗，只要身体情况允许，尽量采取中西医结合治疗。

调整方药为：上方去山豆根、急性子、黄药子、皂刺、川牛膝，加麦冬 15g，30 剂。

2016 年 9 月 25 日四诊：患者一方面服中药，又去做了 15 次局部放疗。放疗反应确实没有原来大了。经过中西医结合治疗，患者进食梗噎症状明显减轻，咳嗽咯痰好转。但时有呼吸困难、口苦、咽干；舌暗，苔薄白，脉沉细。上方加炙白果10g，款冬花15g，桑白皮15g。取60剂。

2016年12月11日五诊：服药期间顺利完成放疗，现在饮食正常，无梗噎感，但活动后胸闷，阵发性咳嗽，咯白痰，口苦，咽干，乏力；舌淡苔腻，脉沉。

调整方药为：桔梗12g，前胡15g，百部15g，炙紫菀12g，紫苏子12g，清半夏12g，炙麻黄12g，五味子12g，紫苏叶12g，地龙12g，蝉蜕12g，炙枇杷15g，焦山楂、炒麦芽、焦神曲各15g。60剂，煎服法同前。另开冬凌草600g。每日20g泡茶饮。

2017年2月26日六诊：现仍有咳嗽，咯白痰，间断心慌胸闷，口苦，咽干；舌淡，苔黄厚，脉沉。

调整方药为：清半夏15g，川厚朴15g，茯苓30g，紫苏子15g，白芥子15g，莱菔子15g，桔梗9g，川牛膝30g，冬凌草15g，制胆南星12g，郁金15g，皂刺15g，柴胡6g，生白术30g，砂仁12g，炙麻黄12g，焦山楂、炒麦芽、焦神曲各15g，石菖蒲15g，远志12g。60剂。煎服法同前。

2017年5月22日七诊：心慌、口苦咽干等症状较以往好转，轻微咳嗽，进食无味，大便不尽，有下坠感，眠差；舌红，苔黄腻。上方加当归30g。60剂，煎服法同前。

2017年10月22日八诊：服用中药调理后，自感体质大有好转，不仅进食顺利，咳喘等症状也得到有效控制。现在偶尔会有咳嗽，伴少量黄痰，乏力，便溏，伴有下坠感；舌红，苔黄腻，脉沉。

调整方药为：清半夏12g，陈皮12g，茯苓15g，炙甘草6g，瓜蒌仁12g，炙杏仁12g，枳实6g，黄芩6g，炙麻黄9g，鱼腥草15g，黄芪15g，防风6g，炒白术30g，当归30g，冬凌草12g。60剂。

3. 辨治思路

这位患者因进食不顺、吞咽时伴有疼痛感而就诊。曾经胃镜检查并取病理后，明确诊断为食管鳞状细胞癌。因年龄大，体质差，同时伴有支气管哮喘、慢性支气管炎、肺气肿等病史，手术风险较高，故而选择放、化疗治疗。在放、化疗期间，因副作用大，其体质日益下降，遂停止放、化疗而寻求中医药治疗。

从患者初诊的情况看，主要症状是进食不顺、梗噎、气喘等，且舌质紫暗，但并无涩脉，结合其化疗病史，以及脉滑数等，说明患者体内瘀象并不明显，其紫暗舌是由化疗所致，故辨证为痰气郁结，治疗宜理气降逆、化痰散结。

初诊时，患者除了进食梗噎，还伴有胸闷气喘、咳嗽等症状，结合其病史，提示其肺部病情也比较严重，属于多脏腑失调，虚实夹杂。治疗上，不仅要治疗食管病变，还要兼顾肺系疾病，无形中加大了治疗难度。但咳喘的病机多属肺失肃降，肺气上逆所致，与噎膈之胃气不降相似，又因"肺以降为顺""胃以降为和"，因此，可以选择理气降逆、化痰散结法，以达宣降肺气、通降胃气的目的。

先选用豆根管食通合半夏厚朴汤加味治疗。豆根管食通是作者的经验方。方中山豆根散结消肿为君；制胆南星温化顽痰，急性子软坚消瘀，黄药子解毒散结，半夏化痰降逆，沉香行气降逆，郁金活血止痛共为臣药；三七活瘀行气为佐使药。全方共奏化痰活瘀、理气散结的功效。本方适用于痰气交阻，瘀血内结，或痰瘀互结的食管癌。因该患者还有咳嗽、胸闷、痰喘的症状，所以在豆根管食通的基础上合用半夏厚朴汤。

半夏厚朴汤出自《金匮要略》，具有行气散结、降逆化痰的功效。方中半夏化痰开结，下气降逆；厚朴辛以散结，苦以降逆，下气调中；茯苓健脾渗湿利水，紫苏子降气化痰。食管癌毒属于不易祛除的顽痰结聚，治疗时必须重用化痰散结的药物方可奏效，故又选用皂刺、冬凌草以加强化痰散结祛邪之效；同时配伍炙麻黄以宣肺平喘；柴胡疏肝理气；白术、茯苓、砂仁、焦山楂、炒麦芽、焦神曲等以益气健脾，补益正气，以达到"扶正祛邪"的目的。

在整个治疗过程中，该患者不仅咳喘频发，同时又进行15次的放疗，因而，还要兼顾治疗放疗的副作用。放疗期间，恐放疗热毒伤阴，故重用麦冬等养阴润肺药，防止放疗期间邪毒直入损伤肺脏，导致放射性肺炎，加重胸闷咳喘等症状。

加减：患者咳嗽咯痰加重，咯黄痰，属于热证时，选用清气化痰丸加减以清肺化痰；当患者咯白黏痰，属于寒证时，又选用止嗽散加减以宣肺疏风止咳；咽干、咽痛时，不仅用蝉蜕利咽开音，冬凌草解毒利咽，又重用桔梗，取桔梗汤之意，以宣肺利咽；睡眠不好时，用石菖蒲以豁痰醒神，改善睡眠；当患者便后伴有下坠感，在气血亏虚的基础上又伴有气陷时，选用黄芪、白术、当归、柴胡等，取补中益气汤之意，以益气养血升阳，顾护正气，扶正固本。

目前这位患者的精神状态很好，不仅可以正常进食，而且咳嗽、气喘等症状也明显好转，体质基本恢复。应该说这位患者是中西医有机结合的成功案例。

二、人参败毒散合华盖散治疗食管癌术后、放化疗后肺转移

1. 患者自述

我姓尼，女，生于 1956 年 7 月，家住郑州市。

2017 年 2 月初开始，我在吃饭的时候出现吞咽不顺的情况，因为没有其他症状，就没有特别在意。在家忍了几天后，还是不舒服，就到附近诊所买了些药，想着吃几天药就会好，可服药后不仅没有好转，情况反而加重了。

2017 年 2 月 20 日，我去郑州大学某附属医院就诊，医生建议我住院检查。经过胃镜等一系列检查后，确诊为食管癌，病灶比较大，需要手术治疗。并于 2017 年 3 月 1 日行食管全切除＋食管胃颈部吻合＋淋巴结清扫术。术后病理示：食管鳞状细胞癌。做完手术，我觉得肿瘤切除了，感觉轻松了很多，慢慢地吃饭也没有阻塞感了，心情一天比一天好，像重获新生一样。

为了彻底清除残存的癌细胞，医生让我进行 4 个周期的化疗。化疗期间我没有食欲，吃不下饭，还经常感到恶心，有时呕吐，全身乏力。但想着只要能预防复发，不论多难受，我都要忍受。可是在 2017 年 9 月份复查 CT 时发现双肺多发结节，医生说是食管癌转移到了肺上。知道这个结果

后，对我打击巨大，我受了那么多的罪，最后还是没有控制住转移。我十分无奈和失望，随后又进行了 3 次灌注治疗和 1 次放疗。经历了手术、化疗和放疗后，我的体质持续下降，感觉非常虚弱，最近又出现胸闷、胸痛、咳嗽，心情焦虑抑郁，急躁易生气，我自己感觉非常绝望，支撑不下去了。病友告诉我应该服用中药治疗，我就抱着一线希望寻求中医治疗。

2. 诊治经过

2017 年 12 月 5 日初诊：主要症状是左侧胸部疼痛，咳嗽，遇冷空气加重，咯白黏痰，胸闷气喘，乏力身重，偶有吞咽困难，食欲很差，睡眠不好，二便正常；舌质淡，舌边有瘀点，少苔，脉沉细无力。

诊断：食管癌术后、放化疗后肺转移。

辨证：气血亏虚，痰瘀互结。

治法：益气养血，化痰活瘀。

方药：人参败毒散合华盖散加减。

人参 10g，茯苓 15g，当归 30g，柴胡 9g，前胡 15g，羌活 15g，桔梗 12g，川芎 15g，枳壳 9g，炙麻黄 10g，炙杏仁 12g，陈皮 12g，姜半夏 12g，全紫苏 9g，桑白皮 12g，炙甘草 6g，焦山楂、炒麦芽、焦神曲各 15g。15 剂。水煎服，每剂药头煎、二煎共取药汁 400mL，混合后分 2 次服，上午 10 点、下午 4 点服药，每日 1 剂。

2018 年 1 月 2 日二诊：胸部疼痛明显缓解，咳嗽症状减轻，精神、食欲和睡眠也有好转，二便正常；舌质淡，薄白苔，脉沉细。上方加郁金 15g，炒白术 30g，浙贝母 15g。30 剂，煎服法同前。

2018 年 2 月 6 日三诊：胸部疼痛和咳嗽均明显缓解，有时乏力，活动后气喘，偶有咳嗽。饮食、睡眠均恢复正常，二便正常；舌质淡红，苔薄白，脉沉。

调整方药为：黄芪 15g，肉桂 6g，党参 30g，白芍 30g，茯苓 12g，炙甘草 6g，当归 30g，熟地黄 30g，白芍 15g，川芎 12g，麦冬 30g，桔梗 12g，百部 12g，浙贝母 15g，胆南星 12g，郁金 15g，白芥子 10g。30 剂。

让患者坚持服用，巩固治疗，定期检查。

3. 辨治思路

这位患者初起因吞咽困难而就诊，经胃镜及病理学检查后，确诊为食管癌。虽然经过手术及化疗治疗，还是发生了肺转移，联合放疗后效果依然欠佳。患者出现胸痛、咳嗽、乏力、急躁、焦虑抑郁等诸多不适症状，严重影响生活质量，转而寻求中医中药治疗。

从患者初诊的情况看，主要以胸部疼痛为主，伴随咳嗽、乏力等症状。结合舌质淡，舌边有瘀点，少苔，脉沉细，辨证属气血亏虚，痰瘀互结。首选人参败毒散合华盖散加减以益气养血、化痰活瘀。

人参败毒散出自《太平惠民和剂局方》。方中人参、茯苓、炙甘草益气健脾；柴胡疏肝解郁；前胡、羌活宣肺止咳、疏经止痛；桔梗专入肺经，载药上行，能宣肺导滞而止咳；川芎能行气血、开郁结、通血脉；枳壳宽胸理气。人参败毒散益气健脾、活瘀散结、理气止痛的作用较强，但止咳化痰力弱，故合用华盖散以宣肺止咳、降气平喘。

华盖散出自《太平惠民和剂局方》。方中麻黄、杏仁宣肺止咳；陈皮、半夏、茯苓燥湿化痰、理气和中；苏子、桑白皮化湿降逆；加当归补血活血；焦山楂、炒麦芽、焦神曲和胃消食。

患者服用上方后，胸痛、咳嗽、咯痰等症状明显缓解，饮食、睡眠好转，情绪逐渐稳定。二诊时加白术健脾益气；加郁金、浙贝母以增化痰散结之力。

三诊时患者胸痛、咳嗽等症状基本缓解，但仍有乏力症状。分析原因是病程日久，加之一系列手术、放化疗所致体质虚弱，气血亏虚。此时宜补气养血扶正为主，选用十全大补汤加减。

十全大补汤出自《太平惠民和剂局方》。方中人参与熟地黄相配，前者大补元气，后者味厚养血，合用气血双补；白术、茯苓健脾益气渗湿；黄芪补肺脾之气；当归、白芍养血和营，助熟地黄补益阴血；川芎活血行气，使补而不滞；肉桂温肾散寒，扶助元气；加入麦冬益肺生津；桔梗、百部、贝母以化痰止咳；胆南星、郁金、白芥子燥湿理气散结。经过以上方药调理后，该患者的体质逐渐恢复正常。

胃　癌

胃癌是常见的恶性肿瘤之一。据2019年1月国家癌症中心发布的中国恶性肿瘤发病和死亡分析报告显示，胃癌居全国恶性肿瘤发病第2位，每年新发病例约40.3万，占10.26%。其中男性发病居第2位，每年新发病例约28.1万，占13.06%；女性发病居第5位，每年新发病例约12.2万，占6.86%。胃癌位列全国恶性肿瘤死亡第3位，每年死亡病例约29.41万，占12.45%。其中每年死亡病例男性排在第3位，约20.1万，占13.58%；女性在第2位，约9万，占10.49%。

古医籍中虽无"胃癌"之名称，但有关胃癌早期、中期、晚期的症状、病因病机、治则方药及预后的记载却不少见，散见于"胃反""胃脘痛""呕吐""痞满""腹水""鼓胀""积聚"等病证中。

本病早期症状不典型，在临床上出现不定时上腹部不适、胀满、隐痛、食欲不振等症状，多归属"痞满""胃脘痛""腹胀"等病证范畴。这些与胃癌早期症状相一致。胃癌发展到中、晚期时，出现持续性胃脘痛，经常恶心呕吐，时有黑便，甚则呕血，身体消瘦非常明显，进一步发展，出现腹水、腹部胀大、上腹部肿块等症状，用一般治疗方法效果差。此阶段归属于"反胃""腹水""鼓胀""积聚""虚损"等病证中。

历代医家对与胃癌相关疾病的病因病机进行了深入的探讨和研究。认为其主要发病原因是饮食不洁或不节、精神压抑、思虑过度，导致脾胃损伤、气结痰凝、瘀血阻滞而发病。西医学研究认为，胃癌的发病因素和长期食用腌制品、熏制品，缺乏新鲜蔬菜及多食受污染食品、变质食物、霉变食物，加之工作生活节奏紧张，压力过大及幽门螺杆菌感染有密切关系。

历代医家对其治疗和预后也均有详细的论述，但限于历史条件，所记述的多与晚期胃癌相关，故治疗效果较差。如《医宗金鉴·杂病心法要诀》中说："便如羊粪，津液枯也。吐沫呕血，血液不行，皆死证也。"

随着近些年我国人民生活水平的提高，人们对防治胃癌的意识增强，更重要的是医学的发展、医疗条件的改善，早期胃癌的发现率明显增加，通过早期干预，及时治疗，其五年以上生存率显著升高。但临床上所遇到的中、晚期胃癌患者仍然很多，尤其寻求中医中药治疗的患者，绝大多数是经过手术、化疗后的晚期患者或化疗期间出现严重的副作用的患者。

以下选取三例用中医辨治的晚期胃癌患者加以介绍。

一、吴茱萸汤合黄连温胆汤加味治疗胃癌化疗后重度呕吐

1. 患者自述

我姓耿，男，生于 1954 年 7 月，河南巩义人。

2017 年 12 月从外地打工回到家，不明原因地出现胃痛。因我有糜烂性胃炎的病史，平时还喜欢喝酒，以为是饮食不规律导致的胃痛，就没太在意。直到出现两次夜里被痛醒的情况，我才去巩义市某医院检查。做胃镜检查时，医生怀疑是胃癌，于是取活检进行病理检查，最终确诊为贲门 - 胃腺癌。

确诊胃癌以后，受当地医疗条件限制，我到河南省某医院住院治疗。2017 年 12 月 29 日行胃癌根治术（全胃切除 + 淋巴结清扫，近端食管下段空肠端侧吻合术）。术后病理诊断为（胃）中 - 低分化腺癌，癌组织浸润胃壁固有肌层外纤维脂肪层，脉管及神经侵犯均可见。做完手术，医生建议我进行 6 个周期的"奥沙利铂 + 替吉奥"化疗，我想既然是医生制定的治疗方案，就遵医嘱执行。在进行第一个周期化疗时，我出现严重的恶心呕吐，反酸，便秘，非常痛苦，体质迅速下降。一想到还要进行 5 个周期的化疗，还要再受 5 次罪，就想放弃化疗……管床医生看我化疗反应太重了，用西药止吐药效果不好，建议我找中医看看，他说以前管的患者，也有化疗反应特别大的，服用中药效果不错。

2.诊疗经过

2018 年 2 月 6 日初诊：主要症状是恶心、呕吐，吐酸苦水，上腹部有嘈杂感，没有食欲，特别乏力，怕冷，睡眠差，小便正常，大便干，2～3天解一次；舌质淡，苔腻稍黄，脉沉。

诊断：胃腺癌术后化疗中。

辨证：湿阻中焦，胃失和降。

治法：理气化湿，降逆止呕。

方药：吴茱萸汤合黄连温胆汤加味。

吴茱萸 6g，党参 12g，干姜 5g，陈皮 12g，清半夏 12g，茯苓 15g，甘草 3g，炒枳实 12g，姜竹茹 15g，黄连 2g，炒白术 30g，炒薏苡仁 30g，厚朴 12g。15 剂。水煎服，每剂药头煎、二煎共取药汁 400mL，混合后分 2次服，上午 10 点、下午 4 点服药，每日 1 剂。

2018 年 3 月 6 日二诊：患者服上方后，恶心呕吐明显减轻，在当地又取 15 剂。目前偶尔在进食甜食后会反酸，睡眠改善，小便正常，大便通顺；舌质淡红，苔薄白，脉沉。

上方加砂仁 12g，神曲 15g。30 剂。煎服法同前。嘱患者化疗期间可以一直服用此方。化疗结束再调方药。

2018 年 6 月 12 日三诊：化疗顺利结束。饮食稍差，有时吃过饭后躺在床上会有反流，身体乏力，还是很消瘦，大小便正常；舌质淡红，苔白，脉沉。

调整方药为：健脾丸加味。

党参 15g，炒白术 30g，炙甘草 3g，茯苓 30g，陈皮 12g，炒神曲 15g，炒麦芽 15g，山药 30g，木香 6g，黄连 3g，砂仁 12g，白豆蔻 12g，干姜 6g，莪术 15g，鸡内金 30g，当归 30g，姜竹茹 15g，姜半夏 12g。30 剂。

服用中药的同时对患者生活、饮食及情绪进行了辅导。告诉患者做了胃全切术之后，由于消化系统解剖结构发生改变，会出现食物反流。嘱患者饭后适量运动，睡觉时枕头尽量抬高一些。

2018 年 7 月 16 日四诊：患者体质逐渐恢复，各种不适症状基本消失，精神、饮食、睡眠均正常；舌质淡红，苔白，脉沉。进行了全面的复查，各项指标均正常。上方加炒薏苡仁 30g，莪术 15g，刀豆子 12g，藤梨根 12g。30 剂。

3. 辨治思路

这位患者原患有糜烂性胃炎，出现胃痛后没有在意，直到胃痛加重，无法忍受时，才去医院就诊。经胃镜及活检后确诊为胃腺癌。行胃癌根治术后并行化疗，因化疗出现严重恶心呕吐而来就诊。

胃癌手术后根据患者的情况给予适当化疗，防止复发转移是有效的治疗手段。但化疗药物的副作用比较大，使患者出现恶心、呕吐、食欲差、体质迅速下降，少数患者因反应太重不得不中断化疗，影响治疗效果。中医认为，西药化疗药不论口服，还是静脉滴入均迅速导致机体脏腑功能紊乱，出现一系列的症状，所以也属"邪毒"致病。中医中药在减轻化疗反应，调整胃肠功能方面具有很好的疗效。

此患者化疗后，导致中焦脾胃运化失常、升清降浊等功能受到影响，出现严重的恶心、呕吐、纳差、便秘等表现。中医治则以理气和中、降逆止呕为主。方选吴茱萸汤合黄连温胆汤加减治疗。

吴茱萸汤出自《伤寒论》，功效为温中补虚、降逆止呕。《伤寒论·辨阳明病脉证并治》曰："食谷欲呕，属阳明也，吴茱萸汤主之。"方中吴茱萸既可祛寒降逆又能舒肝温胃。党参益气健脾、温中补虚；干姜主入脾胃而长于温中散寒、健运脾阳，为温暖中焦之主药；吴茱萸与干姜相配，温降之力甚强。

黄连温胆汤出自清代陆廷珍的《六因条辨》，由《三因极一病证方论》之温胆汤加黄连演变而来。方中半夏降逆和胃、燥湿化痰；姜竹茹清热化痰、除烦止呕；枳实行气消痰，使痰随气下；陈皮、茯苓理气健脾，湿去痰消；甘草益脾和胃而协调诸药；患者舌苔稍黄，提示体内有热，但热势不盛，故予少许黄连以清热燥湿和胃。另加白术、薏苡仁以健脾利湿，加厚朴以增燥湿消痰下气之功。姜竹茹、黄连为清热之品，使全方补而不滞，寒温并进，防止温燥伤阴。黄连配吴茱萸以治肝胃不和之呕吐吞酸，寓左金丸之意。党参、白术、甘草、干姜相配亦有理中丸温中祛寒、补气健脾之功。

复诊时加砂仁、焦山楂、炒麦芽、焦神曲等以增强止呕、健脾消食的功效，患者服药后恶心呕吐症状明显缓解，大便亦通，显著减轻了化疗副作用，帮助患者顺利度过化疗周期。

最后以健脾丸加味以补气养血、健脾和胃，并辅以现代药理及临床研究具有抗肿瘤作用的中药如莪术、刀豆子、藤梨根等以巩固疗效。

临床实践证实，中医药不仅可提高肿瘤临床疗效、延长肿瘤生存率及改善患者生活质量，而且与手术、放化疗结合能明显起到减毒增效的作用。

二、半夏泻心汤合酸枣仁汤加味治疗胃腺癌术后严重失眠

1. 患者自述

我姓郭，男，生于 1951 年 5 月，河南驻马店市人。

从 2017 年开始，我发现自己比之前明显消瘦，体重下降了 10 斤左右。经当地医院检查，发现血糖偏高，医生考虑是糖尿病，给我开了些口服的降糖药，并嘱咐我合理饮食，适度锻炼，定期检测血糖。1 个月后，我依旧很消瘦，测血糖仍偏高，并且伴有胃脘部隐痛，偶尔会阵发性剧痛，难以忍受。我在家人的陪同下，再次去当地医院治疗，做腹部 CT、胃镜和病理检查后，确诊为胃腺癌，低分化，Lauren 分型弥漫型，浸润全层，可见神经侵犯，未见明确脉管内癌栓。

确诊胃癌后，家人带着我的检查结果四处求医咨询，大部分医生都建议行手术治疗。于是，2017 年 11 月，我在郑州大学某附属医院行"腹腔镜胃癌根治术"。术后医生建议我进行 6 个周期的"紫杉醇＋替吉奥"化疗。前 2 次化疗都比较顺利，没有像其他病友那样，出现痛苦的化疗反应。但在第 3 次化疗时，我出现莫名的烦躁、焦虑不安、胸闷、干呕，晚上更是难熬，严重失眠，翻来覆去没有睡意，经常彻夜睡不着，有时睡 2 个小时左右，早上起来口干燥、口苦、口臭难闻，大便干结，很多次都是靠开塞露通大便，医生说这是化疗的副作用，他们也没有办法。

住院期间与病友交流时，得知中医药治疗化疗副作用比较好，我就寻求中医中药治疗。

2.诊疗经过

2018年1月15日初诊：主要症状是烦躁，焦虑不安，胸闷，干呕，严重失眠，经常彻夜睡不着，困得厉害时也只能睡2小时左右，有时做噩梦，早上起来口干燥、口苦、口臭难闻，大便干结，小便正常；舌质红，苔白，脉数。

诊断：胃腺癌术后、化疗后。

辨证：寒热错杂，胃失和降，热扰心神。

治法：平调寒热，和胃降逆，养血安神。

方药：半夏泻心汤合酸枣仁汤加味。

清半夏12g，黄连3g，黄芩3g，炙甘草6g，干姜4g，太子参15g，酸枣仁30g，知母12g，茯苓15g，当归15g，炒白术15g，藤梨根12g，川芎12g。15剂。水煎服，每剂药头煎、二煎共取药汁400mL，混合后分2次服，上午10点、下午4点服药，每日1剂。

2018年3月4日二诊：服上方后胸闷、烦躁明显减轻，体力有所恢复，口唇干燥及睡眠均有好转，大便已能顺利排出。手术部位会有阵发性隐痛，不想吃饭；舌质淡红，苔薄，脉数。

按照上方继续服用，15剂，煎服法同前。

2018年3月27日三诊：口唇干燥明显改善，手术部位疼痛减轻，食欲差，饭后腹部胀满不适，睡眠明显好转，每晚可以睡5个小时，还是多梦，心中已经不烦躁了；舌质淡红，苔薄稍黄，脉细。

上方加神曲15g，炒麦芽15g。30剂，煎服法同前。

2018年5月15日四诊：其他症状基本缓解，最近有时腹胀，自觉左胁下游走性疼痛，大便溏薄，小便正常；舌质淡红，苔薄，脉沉。

调整方药为：健脾丸加减。

党参30g，炒白术30g，茯苓30g，炙甘草6g，枳实12g，炒麦芽15g，炒山楂15g，炒神曲15g，厚朴12g，生姜6g，黄连3g，姜半夏12g，莪术

12g，鸡内金 30g，山药 30g，三棱 12g，酸枣仁 30g，蝉蜕 12g，柴胡 6g。30 剂，煎服法同前。

2018 年 8 月 14 日五诊：腹胀明显缓解，食欲增加，化疗结束后，睡眠明显改善，自觉手术部位阵发性隐痛，大小便正常；舌质淡红，苔薄，脉细。

调整方药为：胃爱舒加减。

党参 30g，炒白术 15g，莪术 15g，生姜 6g，黄连 3g，清半夏 12g，鸡内金 15g，醋香附 12g，藤梨根 15g，刀豆子 15g，炒麦芽 15g，延胡索 15g。30 剂，煎服法同前。

2018 年 9 月 11 日六诊：自觉手术部位有时阵发性隐痛，不影响饮食和睡眠。精神、体力基本恢复正常，余无明显不适，嘱继续服用上方，定期复查，不适随诊。

3. 辨治思路

失眠是肿瘤患者接受化疗时常见的不良反应之一。在化疗过程中，由于药物的副作用，再加上患者受疼痛、恐惧、陌生环境和心理因素的影响，经常会出现失眠，而且随着患者负性情绪的增加而加重。这位患者是在化疗期间，出现严重的失眠和烦躁而求治于中医。

中医学认为，化疗药经静脉输入，药直中体内，导致中焦脾胃功能受到影响，升降失序，脾胃运化失常，气血化生不足，虚热内扰，导致失眠；寒热错杂，胃失和降故见呕吐，口苦而干，食欲不好；脾胃失调，肠道失于濡润，大便干燥。治疗以平调寒热、和胃降逆、养血安神为主，方选半夏泻心汤合酸枣仁汤加味。

半夏泻心汤出自《伤寒论》，功效为寒热平调、消痞散结。《伤寒论·辨太阳病脉证并治》曰："但满而不痛者，此为痞，柴胡不中与之，宜半夏泻心汤。"方中半夏散结消痞、降逆止呕；干姜温中散邪，黄芩、黄连苦寒清热消痞；太子参益气；甘草调和诸药。酸枣仁汤出自《金匮要略》，功能养血安神、清热除烦。《金匮要略·血痹虚劳病脉证并治》曰："虚劳虚烦不得眠，酸枣仁汤主之。"方中重用酸枣仁，以其甘酸质润，入心、肝之经、养血补肝、宁心安神；茯苓宁心安神；知母苦寒质润，滋阴润燥、清热除烦；佐以川芎调肝血而疏肝气，与大量之酸枣仁相伍，辛散与酸收并用，甘草和中缓急、调和诸药。患者服后失眠及烦躁症状明显缓解。

复诊时，针对患者腹胀、纳差的症状，属脾虚失于运化所致，调整方药为健脾丸加味。健脾丸出自《证治准绳》，由四君子汤加味而来，功能健脾理气消食，减轻呕吐、厌食、腹胀等不良反应，可以让患者顺利度过化疗期。胃爱舒虽是我治疗胃癌的经验方，亦是由半夏泻心汤化裁而来，具有健脾和胃、辛开苦降、化瘀解毒之效，适合胃癌术后的巩固治疗。

三、薯蓣丸合理冲汤加味治疗胃癌术后、化疗后复发

1. 患者自述

我姓师，女，生于 1951 年 7 月，河南郑州人。

早在 2014 年年底，我有一段时间经常恶心呕吐，食欲减退，不想吃饭，自以为是胃炎，没有检查和治疗。几个月后出现胃脘部疼痛，去河南省某中医院就诊，经胃镜和活检检查，确诊为胃腺癌。随后行手术治疗，胃被切除 3/4。术后化疗 2 个周期，复查未见异常，自己想着胃癌已经根治，就没有继续定期复查。

2017 年 8 月，我开始出现不明原因消瘦，以为是年纪大了，术后消化不好导致的，所以每次吃饭都强迫自己多吃一些，以加强营养。直到 2018 年 2 月，在吃饭的时候，出现进食不畅，还伴有呕吐。我在家人的陪同下，再次来到河南省某中医院复查胃镜，病理提示：贲门 – 残胃癌。看到这样的结果，我和家人都不理解，上次手术后已经治愈了，怎么突然间就复发了呢？随后，我家人带着病理组织去郑州大学某附属医院会诊。诊断结果：胃低分化腺癌。诊断明确后，考虑到我年纪大，体质差，经不起再次手术治疗，故采取奥沙利铂＋替吉奥方案化疗，口服替吉奥胶囊治疗一个月后，因化疗副作用大而停药。2018 年 5 月 1 日，复查胸部 CT 提示：①远端胃切除术后改变，贲门壁增厚；②贲门下方肿大淋巴结；③右上肺微小结节。医生说我上次化疗方案对我无效，建议改阿帕替尼治疗，我又坚持服药一

个月，感觉全身像瘫痪了一样，特别乏力，腹胀，便溏，十分痛苦，生不如死，我停止服药，寻求中医药治疗。

2.诊疗经过

2018年6月12日初诊：主要症状是重度乏力，没有一点食欲，腹胀，便溏，2～3次/日，睡眠很差，精神压力很大，小便正常；舌质淡，少苔，脉细弱。

诊断：胃腺癌术后、化疗后复发。

辨证：正气亏虚，脾胃虚弱。

治法：益气养血，健脾和胃。

方药：薯蓣丸合理冲汤加味。

山药30g，党参30g，炒白术30g，茯苓30g，炙甘草3g，当归30g，熟地黄30g，白芍12g，川芎12g，桂枝12g，炒神曲30g，麦冬30g，杏仁12g，柴胡6g，桔梗9g，防风6g，白蔹12g，黄芪15g，莪术15g，三棱15g，天花粉30g，知母12g，蛇六谷12g，藤梨根12g，炒麦芽15g，炒山楂15g。15剂。水煎服，每剂药头煎、二煎共取药汁400mL，混合后分2次服，上午10点、下午4点服药，每日1剂。

2018年6月26日二诊：服上方后，自觉精神好转，体力有所恢复，食欲仍然不好，便溏，睡眠好转，小便正常；舌质淡，少苔，脉细弱。上方去白芍、杏仁、柴胡、白蔹。炒白术、炒神曲、天花粉均减至15g。15剂。煎服法同前。

2018年7月31日三诊：精神乏力明显好转，能出去散步活动，食欲睡眠均逐渐好转，但服药期间大便仍稀溏，小便正常；舌质淡红，苔白，脉细。

调整方药为：十全大补汤合胃爱舒加味。

黄芪15g，肉桂6g，党参30g，炒白术12g，茯苓15g，甘草3g，当归30g，熟地黄15g，川芎12g，白芍9g，莪术15g，生姜6g，姜半夏15g，黄连3g，鸡内金30g，醋香附12g，藤梨根12g，刀豆子15g，炒麦芽15g，延胡索12g，焦山楂、炒麦芽、焦神曲各15g。14剂，煎服法同前。

2018 年 8 月 21 日四诊：服药后精神、饮食、睡眠基本恢复正常，有时大便前腹痛，便后腹痛缓解，小便正常。舌质淡，苔白，脉细。上方去黄连、刀豆子、藤梨根，加石斛 15g，麦冬 15g。30 剂，煎服法同前。

2018 年 9 月 11 日五诊：精神、体力、饮食、睡眠均正常。偶尔吃饭不好出现大便次数增多。其余没有明显不适。舌质淡红，苔白，脉沉。上方鸡内金减至 15g，加女贞子 12g，乌梅 12g。30 剂。嘱咐患者继续服药，再巩固治疗一段时间。

3. 辨治思路

早期胃癌缺乏特异性的表现，多数患者无明显症状，少数患者会有恶心、呕吐等类似胃炎或胃溃疡的上消化道症状。随着瘤体生长，影响胃功能时才出现较为明显的症状。因此，胃癌确诊时，往往是中晚期，预后比较差。

此患者出现恶心呕吐时，没有及时就诊，出现胃痛时，才去医院就诊，经胃镜及活检确诊为胃癌，及时行手术联合化疗。3 年后胃癌再次复发，因不能手术，化疗副作用大而求治于中医。

胃癌手术并给予适当的化疗，是防止复发转移的有效治疗手段。但化疗药物的副作用比较大，使患者出现恶心、呕吐，影响食欲，导致营养不良甚则出现恶病质。中医中药在减轻化疗反应，调整胃肠功能，改善癌性乏力方面具有很好的疗效。中医认为，肿瘤的发生和发展，耗伤人体气血，胃部肿瘤直接影响中焦脾胃运化水谷、化生气血的功能，出现机体失养，严重乏力。治法以益气养血、健脾和胃为主，方选薯蓣丸合理冲汤加味治疗。

薯蓣丸出自《金匮要略》，功效为益气养血、健脾和胃。《金匮要略·血痹虚劳病脉证并治》曰："虚劳诸不足，风气百疾，薯蓣丸主之。"方中山药以健脾为主，合四君子党参、白术、茯苓、甘草以补气；方中又有当归、熟地黄、白芍、川芎四物汤以养血；柴胡疏肝理气，桂枝燮理上下；防风、杏仁、桔梗、白蔹升提宗气、理气开郁。诸药合用，共奏气血双补、健脾和胃之功。

理冲汤出自《医学衷中参西录》。方中三棱、莪术活血化瘀，参、芪顾护气血，使瘀血去而气血不伤，且参、芪能补气，得三棱、莪术之力，则补而不滞，用天花粉、知母滋阴退热，鸡内金运脾消食，山药、白术健脾补中，诸药合用，具有补中益气、活血化瘀、消除癥积之功。

上药服后，患者精神、体质逐渐恢复，诸症缓解。复诊时又选十全大补汤继续补养气血，巩固治疗；合胃爱舒以健脾和胃、祛瘀解毒，预防肿瘤复发。十全大补汤出自宋代《太平惠民和剂局方》，是益气养血的经典方。胃爱舒是我总结治疗胃癌的经验方。方中党参味甘性平，补中益气、健脾养胃；白术味苦甘而性温，健脾燥湿，两药合用，相须相配，既增益气助运之力，又强健脾和胃之效，共为君药。半夏辛温，散结除满，降逆止呕；黄连苦寒，清热泻火，燥湿开痞；两药配伍，寒热并用以和阴阳，辛苦并用以调升降；香附辛行苦泄，理气调中止痛；再配伍生姜，既温中止呕，又解半夏之毒；共为臣药。莪术辛散温通，破血祛瘀，行气止痛；刀豆子甘温助阳，温中和胃，降逆止呃；藤梨根酸凉清热，抗癌解毒；延胡索辛散温通，行气止痛，共为佐药。使以炒麦芽健胃消食；鸡内金消食化积。综合全方，补气健脾药与化瘀解毒药同用，攻补兼施，攻不伤正；苦寒泻火药与辛温燥湿药同用，辛开苦降，寒热平调；补气健脾药与消导行气药同用，消补兼施，补而不滞；诸药合用，共奏健脾和胃、辛开苦降、化瘀解毒之效。因患者便稀便溏，去寒凉之黄连、藤梨根等，并辅以滋阴之石斛、麦冬以巩固疗效。

原发性肝癌

我国是原发性肝癌发病率较高的国家之一。近 20 年来，随着我国人民生活水平的提高，医疗条件的改善，人们更加重视对原发性肝癌的三级预防，原发性肝癌的发病率和死亡率均有所下降，生活质量及生存时间也较前有所提高和延长。

据 2019 年 1 月国家癌症中心发布的中国恶性肿瘤发病和死亡分析报告显示，肝癌居全国恶性肿瘤发病第 4 位，每年新发病例约 37 万，占 9.42%。其中男性发病排第 3 位，每年新发病例约 27.4 万，占 12.74%；女性发病排第 7 位，每年新发病例约 9.6 万，占 5.40%。其位列全国恶性肿瘤死亡率第 2 位，每年死亡病例约 32.6 万，占 13.94%。其中每年死亡病例男性排在第 2 位，约 24.2 万，占 16.135%；女性排在第 3 位，约 8.4 万，占 9.79%。

从以上数据来看，原发性肝癌的发病率和死亡率较之前（2014 年）公布的数据确实有所下降，但发病率和死亡率仍居高位，所以对原发性肝癌的防治仍任重道远。

2000 多年前，古代医家对此病即已有认识。如《难经·五十六难》记载："肝之积，名曰肥气。在左胁下，如覆杯，有头足（指肿块边界清楚），久不愈（肿块不易消除），令人发咳逆痎疟（癌性发热）。"宋《圣济总录》中记有："积气在腹中，久不瘥，牢固推之不移者，癥也……按之其状如杯盘牢结，久不已。令人身瘦而腹大，至死不消。"又记载："（肝黄）患者齿黄目如丹赤，口燥热渴，气力虚劣，身体青黄，即是肝黄，眼中血出，气息急者，不堪医。"这些描述与晚期肝癌临床表现的胁下肿块、消瘦、纳差、腹水等相似，并指出其预后不良。由于此病早期不易发现，待症状明显、体征典型时非常难治，死亡率很高，所以古代医家将其归属在

"风""痨""鼓""膈"四大绝证中。

历代医家对肝癌的病因病机进行了详细的探讨和研究，认为本病的形成既有类于湿邪的肝炎病毒的侵袭，又有饮食不节或不洁致脾胃运化失常，湿邪内生，壅滞中焦，反侮于肝；既有长期的情志不遂，导致气滞血瘀，留滞于肝，又有他病及肝引起的气滞、血瘀、湿蕴。以上内外因相合，导致肝郁脾虚，气郁痰阻，渐渐成积，此时尚属初、中期，主要是肝、脾功能的失调。在这个阶段如果失治、误治，肝、脾病变延之于肾。肝郁不解，血瘀阻滞；脾虚失运，水湿壅盛；肾虚不化，水邪泛滥，留积腹中。疾病进展到晚期，正衰邪盛，寒热并存，治疗上极为棘手。

在长期治疗肝癌的过程中，中医学积累了丰富的经验和行之有效的名方名药，如鳖甲煎丸、大黄䗪虫丸、血府逐瘀汤、膈下逐瘀汤、实脾饮、知母汤、茵陈蒿汤等，都可资借鉴。尤其和西医学手术、放疗、化疗、肝癌局部综合微创治疗等方法结合，可以有效地调节脏腑功能，提高患者的耐受性，减少手术、放化疗对机体的伤害。临床实践证实，中医药在减轻肝癌患者痛苦，提高生活质量，延长生存期方面发挥着重要的作用。

我在临证中接诊的肝癌患者均是晚期，均是经过了手术、放疗、化疗、肿瘤局部综合微创又复发转移的患者，病情危重，治疗非常棘手。部分患者经中医中药治疗后能缓解痛苦症状，提高生活质量。实录两例如下。

一、扶正消水汤合鳖甲煎丸治疗晚期肝癌大量腹水

1. 患者自述

我姓潘，男，生于 1965 年 4 月，周口市西华县人。

我是 18 岁参军体检时发现患有乙型肝炎的。在以后的成长过程中，因种种原因，没有进行过正规治疗。参加工作后，应酬很多，经常饮酒。2016 年 12 月初，单位体检时发现肝硬化、肝多发结节。查肝功能出现异常，转氨酶较前升高。开始使用中西药保肝治疗，效果不理想。2017 年 3 月复查，发现肝脏结节增大，医生诊断为肝癌。其间在郑州某医院间断住院治疗。

2018年7月至北京某医院行射波刀治疗和介入治疗，病情稳定出院。医生让我出院后口服索拉菲尼治疗，因这个药副作用太严重，我实在忍受不了就自行停药了。2018年12月我出现腹痛、腹胀、没有食欲、口渴但又不想喝水等症状。到郑州大学某附属医院住院。查腹部CT显示：①肝癌介入术后。②肝内多发稍低密度影，肝右后叶下段部分病变新发，肝左叶病变减少、减小。③门脉主干、左右支及脾静脉内栓子形成。④肝硬化，脾大，门脉高压，大量腹水。⑤门静脉主干考虑栓子形成。⑥门脉左支显影纤细。医院按肠系膜静脉、门静脉血栓形成，给予介入溶栓、抗凝治疗后，病情稍微好转。住院期间医生仍建议我口服靶向药物治疗，我的身体不能耐受靶向药物及相关介入治疗的严重副作用，故放弃治疗而出院回当地。回去后不久，我出现腹水，腹水量增长很快，腹大如鼓，服用螺内酯片和呋塞米利尿效果不好，每天只能进食少量流质食物，下肢肿胀，瘦得皮包骨头，自感病情加重，没有希望了。后经病友推荐寻求中医中药治疗。没想到，服用中药15剂后，腹水明显减少，腹胀减轻，食欲增加，自我感觉良好，我又有了生的希望。

2.诊治经过

2018年12月22日一诊：患者是坐轮椅来的，面黄肌瘦，眼窝沉陷，两目无神，声音低小，腹大如鼓，大量腹水，腹胀，食欲很差，每日勉强进点流食，因严重腹水，腹胀难以入睡，全身乏力，精神疲惫，下肢活动后肿胀，口干不欲饮；舌质淡红，苔白乏津，脉沉细无力。测腹围（以肚脐为中心）为95cm。

诊断：晚期肝癌伴大量腹水。

辨证：肝脾肾虚衰，水湿壅塞腹中。

治法：温补脾肾，疏肝理气，化湿利水。

方药：扶正消水汤合鳖甲煎丸。

制附子6g，桂枝12g，生姜6g，木香6g，小茴香6g，川厚朴12g，槟榔6g，川楝子6g，柴胡6g，猪苓30g，茯苓15g，炒白术15g，白芷6g，川椒6g，炒麦芽30g，草果9g，延胡索15g，鸡内金30g，乌药15g，知母

12g，麦冬 30g。15 剂。取散装颗粒剂。开水冲服，每日 1 剂，分两次服。配合鳖甲煎丸，每次 6g，每日两次。

因患者病情重，又在外地，开药后特别嘱咐，原来服的安体舒通和双氢克尿噻暂时不要停，观察加上中药后的效果。安排跟我学习的学生每三天电话随访患者一次，密切观察患者服药后的情况。要求患者每天做日记，详细记载每日服药后的情况。患者配合很好，认真记录了服药后的变化。

服药第一剂后，自觉排气排尿增多，腹部胀满开始减轻，有食欲，吃饭增加一些。

服药第二剂后，腹胀、腹水进一步减轻，自觉精神、饮食均好转，身上有点劲了，睡觉也好转。

服药第三剂后，腹胀减轻，自觉腹水减少，身上轻松，精神、饮食、睡眠均好转，可以出去散步了，但活动多了，自感体力不支。

服药第四、五剂后，自觉腹水明显减少，腹部已经不太胀了，食欲很好，想出去活动。

服药第六至第十四剂后，虽仍有腹水，但自觉明显减少，腹胀很轻。

2019 年 1 月 6 日二诊：患者是自己开车过来的。自述服上方效果很好，现腹内仍有水，但较前明显减少，腹部变柔软，乏力较前减轻，睡眠可，下肢肿胀已经消失；舌淡红，苔白，脉沉。测腹围（以肚脐为中心）为 90cm。

继续按上方，取中药颗粒剂 30 剂。

学生电话随访情况：患者回去后自觉各方面情况不错，自行停安体舒通和双氢克尿噻。停药三天后，自觉腹水量又有增多趋势。随即又配合中药重新开始服用安体舒通和双氢克尿噻。2019 年 1 月 22 日在当地做超声复查：腹水明显减少。化验肝功能基本正常。患者仍感腹胀，下午加重，但不影响日常活动，临近春节，患者自己开车走亲串友。电话随访时，提醒患者按时服药，注意饮食清洁，严禁饮酒。

2019 年 2 月 19 日三诊：患者自己开车来的，诉仍有腹胀，但能忍受，食欲很好，不敢多吃，精神、睡眠、大小便均正常；舌质淡红，苔稍腻，脉沉弦细。测腹围（以肚脐为中心）为 89cm。

嘱咐仍按上方服药。同时嘱其忌冷食油腻，注意生活规律，适当活动。

2019 年 3 月 10 日四诊：患者精神很好，面色稍暗，食欲很好，自觉腹部明显变小，有时饭后腹胀，能忍受，睡眠、大小便均正常。家属告知，患者吃水果后有时腹疼，便溏；舌质暗，苔薄白，脉沉。测腹围（以肚脐为中心）为 83.5cm。

嘱咐患者继续按照上方服药，每天可以吃一个苹果，其他水果尽量不吃，保持心情舒畅，生活规律。

3. 辨治思路

这位患者既往有乙肝病史，因多种原因失于规范治疗，加之饮酒量较大，导致肝脏硬化，肝功能异常。进一步发展为肝癌。确诊肝癌后曾在北京某医院行综合治疗，病情一度稳定，后因口服靶向药物后出现较重的消化道反应，患者不能耐受而停止治疗。不久病情复发，出现大量腹水，腹大如鼓，伴有严重腹胀等一系列症状，转而寻求中医中药治疗。

肝癌晚期并发的大量腹水属于"鼓胀""积聚"的范畴。多因肝病日久失于疏泄，进一步导致脾肾功能失调，脾虚失运，肾不化水。气滞、血瘀、水湿停聚腹中而发为本病。本病在古医籍中又称单腹盅、鼓、蜘蛛鼓等，为临床重证，治疗十分困难。

根据这位患者就诊时的症状和体征，已经属于正衰邪盛。正衰是指肝病日久，导致脾、肾功能衰退。肝失疏泄则气滞、脾虚失运则湿停、肾气衰败则寒水不化。邪盛是指肝、脾、肾三脏虚衰而导致的气滞血瘀，水湿不化，停聚腹中。针对如此重证，考虑再三，采用温补脾肾、疏肝理气、化湿利水之法，选用我在临床上长期探索，优化组合的扶正消水化积汤。该方治疗晚期肝癌伴大量腹水、晚期卵巢癌合并大量腹水，均取得一定疗效。

扶正消水化积汤方中附子辛、甘，大热。入心、脾、肾经，具有补火助阳、温化寒水、散寒止痛的功效，用其补益脾肾、温化寒水；白术苦、甘，温，入脾、胃经，具有补气健脾、燥湿利水的功效。以上两味温补脾肾、化气行水为君。桂枝辛、甘，温，入心、肺、膀胱经，具有温通经脉、通阳化气、发汗解肌、燮理上下的功效；茯苓甘、淡，平，入心、脾、肾经，有利水渗湿、健脾安神的功效，既能渗泄水湿，又能健脾补中；柴胡苦、辛，微寒，入肝、胆经，具有疏肝解郁、理气止痛的功效；小茴香辛、温，入肝、脾、肾、胃经，具有散寒止痛、理气和中的功效，既能温散中焦寒湿，又温散肝肾之寒滞；乌药辛、温，入肺、脾、肾、膀胱经，上可宣通肺气，中可温行脾气，下可温散肾、膀胱寒滞。以上五味具有助君药温补脾肾，化气行水之功，故为臣；广木香辛、苦，温，入脾、胃、大肠、胆、三焦经，具有良好的行气止痛的功效，既能理脾胃大肠之气，又能通行三焦气分；厚朴苦、辛，温，入脾、胃、肺、大肠经，具有行气燥湿、消积平喘的功效，能行肠胃之气而消食化积；川楝子苦、寒，入肝、胃、小肠、膀胱经，具有行气止痛的功效；槟榔苦、辛，温，入胃、大肠经，具有行气利水、消积驱虫的功效。以上三味是佐助药，治疗大量腹水而致的腹胀。猪苓甘、淡，平，入肾、膀胱经，功专渗水湿、利水道；泽泻甘、淡，寒，入肾、膀胱经，利水渗湿，兼清下焦湿热；葶苈子苦、辛，寒，能通行上下、利水消肿；泽泻甘、淡，寒，入肾、膀胱经，有显著的利尿作用；防己苦、辛，寒，入膀胱、肾、脾经，既能入脾以助运化水湿，又能降泻肾和膀胱的水湿从小便而出；以上四味为佐助药，助君臣之力而渗利腹水。花椒辛、温，入脾、胃、肾经，具有温中散寒、理气止痛的功效；草果辛、温，入脾、胃经，具有良好的燥湿散寒的功效；延胡索辛、苦，温，入肝、脾、心经。具有显著的活血、行气、止痛的功效，既走血分，又行气分，能行血中气滞、理气中血滞；白芷辛、温，入肺、胃经，善疏散内外燥湿为使。以上四味为佐助药，治疗因腹水而出现的腹痛症状；麦芽甘、平，入脾、胃、肝经，可消食和中、疏肝行气；鸡内金甘、平，入脾、胃、小肠、膀胱经，能健胃消食、行气磨积。以上两味为佐助药，治疗腹水患者不欲饮食的症状。知母苦、甘，寒，入肺、胃、肾经，具有清热润燥、清热泻火的作用。麦冬甘、微苦，微寒，入肺、胃、心经，能益胃生津。以上两味为佐制药，制约方中温热药之性。生姜、甘草既能温中焦、降逆气，又能制约附子毒性及调和诸药为使药。

全方补利并用，寒热并调，燥润相济，疏消相合，共奏温肾健脾、疏肝理气、温化水湿之功。

鳖甲煎丸出自《金匮要略》。方中有鳖甲、乌扇、黄芩、柴胡、鼠妇、干姜、大黄、芍药、桂枝、葶苈子、石韦、厚朴、牡丹皮、瞿麦、紫葳、半夏、人参、䗪虫、阿胶、蜂巢、赤硝、蜣螂、桃仁。全方具有行气化瘀、软坚消癥的功效。我常用此方治疗肝硬化、肝癌患者，取得较好的效果。

患者服上方后腹胀、腹水明显减轻，精神、饮食、体力均逐渐好转，截至目前患者已经服药 2 个月，病情基本稳定，仍在密切观察中。

二、逍遥散合鳖甲煎丸、疏肝消积汤治疗肝癌介入、射频消融术后复发

1. 患者自述

我姓李，男，生于 1969 年 7 月，河南开封市人。

2017 年 3 月，自觉右上腹隐隐疼痛，至当地中心医院就诊，查彩超提示肝占位。医生建议我去省级医院就诊，以明确诊断。我分别去河南省某人民医院和郑州大学某附属医院就诊，查腹部增强 CT 后，确诊为肝癌。诊断明确后，我又回到当地中心医院继续治疗。先做了肝脏介入治疗，效果不好，没能控制肿瘤的增长，但我还是坚持做了 4 次肝脏介入术，仍没有控制住病情。当地医生建议我去河南省某人民医院寻找更好的治疗方法。我到河南省某人民医院又做了 2 次肝脏肿瘤射频消融治疗。因多次反复治疗，副作用很大，我的体质已经很差。又因肝脏肿瘤始终控制不好，我的精神压力极大。就想寻求中医中药治疗。

2. 诊疗经过

2018 年 1 月 23 日初诊：主要症状是右胁胀满，口苦，食欲减退，全身乏力，睡眠和大小便均正常。患者之前已经做过四次肝癌介入治疗和两次射频消融术；舌质淡，苔薄，脉弦。

诊断：原发性肝癌介入、射频消融术后。

辨证：气血亏虚，肝郁脾虚，瘀血内结。

治法：益气养血，疏肝健脾，软坚散结。

方药：逍遥散合鳖甲煎丸加味。

当归30g，柴胡6g，茯苓15g，赤芍15g，白芍15g，炒白术30g，鸡内金30g，鳖甲30g，莪术15g，石斛15g，郁金15g，焦山楂、炒麦芽、焦神曲各15g，蛇六谷12g。15剂。水煎服，每剂药头煎、二煎共取药汁400mL，混合后分2次服，上午10点、下午4点服药，每日1剂。

配合中成药鳖甲煎丸，3g/次，3次/天。

2018年2月27日二诊：右胁胀满减轻，食欲好转，最近睡眠差，夜间伴有烘热汗出，大便偏稀，2次/天，小便正常；舌质淡红，苔薄黄，脉弦。上方加炒薏苡仁15g，黄芩3g。30剂。煎服法同前。

2018年3月27日三诊：患者服药后精神、饮食、睡眠均好转，体力有所恢复，但稍活动后仍感乏力，期间又行一次射频消融治疗；舌质淡红，苔稍黄，脉弦。

调整方药为：疏肝消积汤加味。

黄芪12g，山药30g，白术15g，莪术15g，柴胡6g，丹参9g，茵陈12g，板蓝根9g，当归30g，党参12g，茯苓15g，甘草3g，女贞子12g，五味子12g，鳖甲30g，鸡内金30g，八月札15g，菝葜12g，焦山楂、炒麦芽、焦神曲各15g。30剂，煎服法同前。

2018年7月31日四诊：精神、饮食、睡眠、体力基本恢复正常。服药期间大便次数稍多，余无明显不适；舌质淡，苔薄，脉弦。嘱继续服用上方。电话随访患者，期间复查2次腹部CT，肝脏肿块无增大、无新发，病情稳定。

3. 辨治思路

肝癌属于中医"胁痛""肝积"等范畴，属难调治，易复发，绵延不愈之疾。肝主疏泄，为藏血之脏；脾主运化，为气血生化之源，二者同居中焦。生理上肝之疏泄可助脾之健运，脾运则化生气血滋养肝脏，两脏相互为用。发生病变时则互相影响，肝郁不疏必影响脾的运化，肝郁气滞，脾虚失运，湿邪聚于中焦，日久则痰瘀互结于肝脏发为肿瘤。这位患者明确诊断后反复多次做肝癌介入术和射频消融术，效果均不理想。同时多次反复的治疗对肝脏和其他脏腑也会造成损伤，出现右胁胀满、口苦、食欲减退、全身乏力等一系列气血亏虚，肝郁脾虚的症状。中医治宜益气养血、疏肝健脾、软坚散结，先后选逍遥散、鳖甲煎丸和疏肝消积汤加减。

逍遥散出自《太平惠民和剂局方》。方中柴胡疏肝解郁，使肝气得以条达；当归养血和血；白芍养血敛阴、柔肝缓急；白术、茯苓健脾，使运化有权，气血有源；炙甘草益气补中，缓肝之急。肝病则气滞，日久则血瘀，是谓"久病必瘀"，故加莪术、郁金、鸡内金、鳖甲、蛇六谷等，即活血化瘀、软坚散结。现代药理学研究证实逍遥散有明显的抗肿瘤的作用。

鳖甲煎丸出自《金匮要略》，具有行气化瘀、软坚消癥的功效。我在临床时常用于治疗肝癌。

服上方后，患者右胁胀满缓解，体质逐渐恢复，根据患者便溏、舌苔薄黄的情况，加薏苡仁以增强健脾的功效，佐以少许黄芩以清热。

疏肝消积汤是我学习国医大师周信有教授的经验方，由黄芪、当归、党参、炒白术、茯苓、柴胡、茵陈、莪术、丹参、板蓝根、女贞子、五味子组成，具有益气养血、活血化瘀的功效。方中柴胡条达肝气；茵陈、板蓝根、茯苓等清解利湿；当归、丹参、莪术等养血调肝、和血祛瘀；党参、白术、黄芪、女贞子、五味子等益气养血、扶正补虚。根据这位患者的情况，加鳖甲、鸡内金、八月札、菝葜等解毒散结之品。

经过上述方药治疗后，经多次随访，现患者无明显不适，病情稳定。

胰　腺　癌

胰腺癌是消化系统常见的恶性肿瘤之一。近年来，胰腺癌的发病率有逐渐升高的趋势。据 2019 年 1 月国家癌症中心发布的中国恶性肿瘤发病和死亡分析报告显示，胰腺癌居全国恶性肿瘤发病第 10 位，每年新发病例约 9.5 万，占 2.42%。其中男性发病居第 8 位，每年新发病例约 5.4 万，占 2.51%；而女性发病排位数、新发病例数及占比数均无明确数据。其位列全国恶性肿瘤死亡率第 6 位，每年死亡病例约 8.5 万，占 3.64%。其中每年死亡病例男性为第 6 位，约 4.8 万，占 3.24%；女性在第 7 位，约 3.6 万，占 4.20%。

本病早期症状不典型，临床发现时多是中、晚期患者。晚期胰腺癌患者疼痛症状剧烈，对患者的身心影响巨大。目前对于中、晚期胰腺癌患者多采用中西医结合的方法。中医中药和手术、化疗结合可明显减轻痛苦，提高生活质量，延长生存期。近年来，对胰腺癌的微创治疗进展也很快：在 CT 引导下术中直接将粒子植入到瘤体内，通过碘 125 核素释放低能伽马射线对肿瘤细胞进行直接杀伤。同时避开了胰腺周围正常小肠、结肠和胃等组织，使这些结构接受剂量最小。使得经过粒子植入治疗的胰腺癌患者疼痛明显减轻。

中医文献对与本病相关的记载散见于"积聚""黄疸""胃脘痛"等病证中。如《素问·五常政大论》记载："……心痛胃脘痛，厥逆膈不通。"《难经》记载："心之积，名曰伏梁。"《诸病源候论·急黄候》记载："脾胃有热，谷气郁蒸，因为热毒所加，故卒然发黄，心满气喘，命在顷刻，故云急黄也。"以上记载和胰腺癌发展迅速，至中、晚期出现剧烈腹痛，短期加重的黄疸等症状很相似，同时指出本病的预后很差。

在病因病机方面，历代医家认为本病与情志不调、饮食不节和不洁及感染湿热毒邪等有密切的关系。以上因素致肝胆疏泄失职，进一步使脏腑功能升降失序，尤其是脾胃功能失常，气滞血瘀，湿热阻滞于胰腺器官发为本病。

在治疗上根据患者症状、体征的不同，分别采用疏肝利胆、健脾和中、利湿解毒、活血化瘀等方法。我在临证中接诊的胰腺癌患者均是经过其他治疗方法后的晚期患者。下面是辨证治疗两例晚期胰腺癌重度疼痛患者的经过。

一、枳实消痞丸合失笑散治疗胰腺癌术后、放化疗后重度腹痛

1. 患者自述

我姓王，男，生于1951年6月，家住河南省郑州市。

2016年9月中旬，我的背部出现疼痛，身体进行性消瘦。家人带我去郑州市某医院就诊，腹部增强CT提示：胰腺占位。因为这家医院的大夫不能确定是个什么性质的占位，我的孩子就拿着CT片去郑州大学某附属医院的影像科会诊，初步诊断为"胰腺癌"，让我直接住院治疗。孩子又找了消化科、外科给我会诊。几次会诊后，明确诊断为胰腺癌。医生说我年纪大了，建议保守治疗。孩子又拿着我的CT片到北京某医院会诊，他们看了我的情况后建议我做手术，便于2016年10月21日在北京某医院做了"胰腺癌切除术"，术后病理诊断"胰腺癌中期"。住了25天院就带着引流管回郑州了。

回到郑州后，在郑州市某医院住院治疗。但是引流管里一直有遗漏，治疗一段效果不好，就又回到北京某医院。外科医生看了后说，引流管在你体内放置已经近7个月，时间太长了，把引流管拔掉吧。拔掉引流管后发了几天的烧，后来慢慢好了。

2017年5月，孩子听说河南省某医院的生物免疫治疗科治疗效果不错，就带我去那里住院。在这家医院接受了两个疗程的化疗。化疗的同时进行了两个周期的放疗。放、化疗期间我出现了严重的腹部疼痛，每天要吃两

次吗啡才能止住。没有食欲，勉强吃点饭，肚子特别难受。我的身体消瘦得更厉害了，瘦得皮包骨头。最主要是疼痛折磨得我生不如死，那时我已经绝望了。

我的主治医生也很负责任，说该用的办法都用了，始终控制不了腹痛，建议我寻求中医治疗。

2.诊治经过

2017年7月30日初诊：患者当时主要是腹痛，严重影响饮食和睡眠，每天必须服两次吗啡才能止住疼。饭稍微吃多一点，腹部就特别难受，腹部胀满，严重乏力，便溏；舌质淡暗，苔白，两脉沉而无力。

诊断：胰腺癌术后，放、化疗后重度腹痛。

辨证：脾虚胃弱，中焦气滞，寒热互结。

治法：健脾和胃，理气止痛。

方药：枳实消痞丸加味。

枳实9g，党参20g，炒白术30g，炙甘草6g，干姜5g，炒麦芽15g，清半夏12g，炒神曲15g，黄连4g，茯苓15g，厚朴9g，延胡索15g，莪术15g，郁金15g，鸡内金15g，藤梨根15g。15剂。每日1剂，头煎、二煎两次药汁混合在一起，共400mL，分两次温服，每次200mL。饭后1.5小时服药。

2017年8月15日二诊：服上方后食欲增加，腹胀减轻，大便也成形。但疼痛没有明显减轻，仍然需要服用吗啡止痛，还是乏力。上方加五灵脂9g，蒲黄12g。30剂。

2017年9月12日三诊：上方服后腹部疼痛开始减轻，已经能忍受，吗啡开始减1/3量。饮食、睡眠基本恢复正常，还是有乏力症状。嘱继续按上方服药28剂。

2017年10月17日四诊：腹痛比原来减轻了很多，大便前会腹疼，大便后就感觉不到疼了，吗啡已经减半，乏力症状明显好转。饮食、睡眠正常；舌质淡红，苔薄白，脉沉。

上方党参加至30g，再加当归30g，薏苡仁30g。28剂。

2017 年 11 月 12 日五诊：腹部除了大便前有一点疼以外，其他时候已经没有疼痛的感觉了，吗啡已经全部停用，并能进行轻松的运动。患者和家属都很高兴，想去海南住一段时间。上方去五灵脂、蒲黄。嘱咐患者在海南坚持服用。

2018 年 4 月 10 日六诊：在海南的 4 个月里，一直按上方服用，感觉一直很好，精神、饮食、睡眠都恢复正常；舌质淡红，苔薄白，脉沉有力。嘱咐患者继续按照上方间断服用。

3. 辨治思路

患者初发症状是背疼、进行性消瘦。通过检查确诊为胰腺癌后行手术切除，术后进行放疗、化疗，其间出现了剧烈腹痛，需用吗啡方能缓解。同时伴有不欲饮食，勉强进食疼痛加重，腹满便溏等症状，使患者的生活质量迅速下降。

对于胰腺癌的治疗，采用手术，放、化疗等治疗手段切除瘤体、术后防治转移都是必须和正确的。但这些手段和治疗方法在治疗肿瘤的同时，对脏腑、经络造成损伤，引起诸多副作用，应当引起重视。此时采取中医辨证治疗，往往能减轻放、化疗带来的副作用，促进患者体质的恢复。

根据这位患者的初诊症状，中医辨证属脾虚胃弱，中焦气滞，寒热互结。方选具有健脾和胃、消痞除满的枳实消痞汤加味治疗。枳实消痞丸出自《兰室秘藏》。方中枳实、厚朴理气行气、消痞除满；黄连、干姜寒热并用，燥湿温中；半夏、麦芽和胃散结；人参、白术、茯苓、甘草益气健脾、祛湿和中。在上方基础上，为加强散结止痛功效又加延胡索、莪术、郁金、鸡内金、藤梨根。患者服后虽然食欲增加，腹胀减轻，但疼痛没有明显减轻。在二诊时又选用失笑散合枳实消痞丸。失笑散出自《太平惠民和剂局方》。方中五灵脂、蒲黄具有显著的活血散结止痛的功效。两方合并，加强了其健脾和胃、理气止痛的功能。患者服后疼痛逐渐缓解，吗啡用量逐渐减少直至停用，同时患者的精神、食欲、睡眠、体力等均逐渐恢复。

二、枳实消痞丸合西黄丸加减治疗胰腺癌术后重度腹痛

1. 患者自述

我姓刘，男，生于 1949 年 3 月，家住洛阳市近郊。

2017 年 2 月初，无明显诱因出现食欲减退，上腹部隐痛。我以为是一般的胃病，在诊所买些调理胃肠的药，服后腹痛有所缓解，没有继续检查治疗。

2017 年 8 月中旬，我食欲进一步减退，腹痛逐渐加重，明显消瘦，几个月体重下降 15 斤，还常伴有左背部放射痛。我先去洛阳某医院住院检查，发现胰腺占位，怀疑是恶性肿瘤。随后我去北京某医院诊断并住院行胰腺切除术，术后病理提示：胰腺癌。本想着经过手术治疗，腹痛的症状就会彻底治愈，没想到术后依然腹痛难忍，并严重影响我的饮食和睡眠，只有口服吗啡才能缓解疼痛。

我也知道吗啡属麻醉类的止痛药，虽然止痛效果好，但长期服用，不仅容易成瘾，而且副作用大，可是没有更好的方法来治疗腹痛，每日生活在痛苦之中，最后只能寻求中医中药治疗。

2. 治疗经过

2017 年 12 月 17 日初诊：主要症状是剧烈腹痛，只有口服吗啡才能止痛，乏力，恶心，伴腹胀，不欲饮食，眠差，小便正常，偶有腹泻；舌淡略紫，苔微黄，脉细弱。

诊断：胰腺癌术后。

辨证：脾胃亏虚，痰瘀互结。

治法：健脾和胃，化痰活瘀，理气止痛。

方药：枳实消痞丸加减。

炒枳实 6g，党参 12g，炒白术 30g，茯苓 15g，炙甘草 6g，厚朴 9g，清半夏 12g，黄连 4g，干姜 5g，炒麦芽 15g，炒神曲 15g，延胡索 15g，桃仁 12g，赤芍 15g，郁金 15g，鸡内金 15g。15 剂。日 1 剂，头煎、二煎共取中药汁 400mL，分两次服药，每次服 200mL。上午 10 点和下午 4 点

服药。

2018年1月7日二诊：服用上述中药后，乏力有所改善，腹痛开始缓解，吗啡减一半量，食欲不好，有时腹胀腹泻，睡眠不好。继续服用上方，15剂，煎服法同前。配合服用西黄丸。

2018年1月28日三诊：乏力、腹泻、纳差明显好转，腹胀、腹痛较之前明显缓解，吗啡减3/4量，睡眠有改善；舌淡红，苔薄白，脉沉。上方加五灵脂9g，蒲黄12g。30剂。

2018年3月4日四诊：服用上方后止痛效果明显，腹泻、乏力基本消失，腹胀腹痛也明显减轻，已经停用吗啡，饮食、睡眠基本正常，大便前偶有腹痛，便后痛减；舌淡红，苔薄白，脉沉。上方党参增至30g，加当归30g，薏苡仁30g。30剂。

2018年4月15日五诊：患者精神状态良好，腹痛、腹胀消失，精神、饮食、睡眠均恢复正常。未诉明显不适；舌淡红，苔薄白，脉沉。

调处方如下：炒枳实6g，党参30g，炒白术30g，茯苓15g，炙甘草6g，清半夏12g，黄连2g，干姜5g，炒麦芽15g，炒神曲15g，延胡索15g，莪术15g，郁金15g，鸡内金15g，蛇六谷12g，白芍15g，醋香附12g。30剂。

3. 辨治思路

这位患者因消瘦、腹痛、左背部放射痛而就诊。发现胰腺占位后立即行胰腺切除术，术后明确诊断为胰腺癌。但术后腹痛并没有减轻，只有口服吗啡，才能有效缓解疼痛。吗啡作为一种强效镇痛剂，是治疗重度癌痛的用药，但副作用较多。该患者为了有效缓解腹痛，减少对吗啡的依赖性而寻求中医药治疗。

该患者年老体质渐衰，脾失健运，聚湿成痰，痰瘀搏结，聚于腹部胰腺，发为本病。患者出现的全身乏力、食欲下降是脾胃虚弱，气血亏虚，机体失养的表现；恶心、腹泻、腹胀是脾胃气机升降失调所致；腹痛、背部疼痛则属瘀毒阻滞，气机不通。结合舌淡略紫、苔微黄、脉细弱等情况，辨证为脾胃亏虚痰瘀互结，中焦气滞不通。治以健脾和胃、化痰活瘀、理气止痛为主。方选枳实消痞丸为基本方加减治疗。

枳实消痞丸的出处和方义上篇已经详述。针对这位患者舌淡暗体内有瘀象加桃仁、赤芍活血化瘀；延胡索以行气止痛；鸡内金助健运脾胃、散结消积；郁金以增软坚散结之效。全方益气扶正又不助满，消积散结而不伤正，具攻补兼施之效。

西黄丸首见于清·王维德《外科全生集》，由牛黄、麝香、乳香、没药组成，方中牛黄清热散结，麝香通经络、散瘀结、解恶毒，再佐以乳香、没药以活血化瘀、消肿定痛，诸药合用，具有良好的解毒化瘀止痛之效。患者配合服用西黄丸后，腹痛明显缓解，在随后的治疗过程中，不仅增加党参的用量，还选用当归、薏苡仁等，健脾益气养血以扶正，又选用蒲黄、五灵脂等化瘀止痛，取得了很好的治疗效果。患者停用吗啡不仅腹痛明显缓解，腹泻、乏力的症状也基本消失。

经过近半年的治疗，患者精神、饮食、睡眠恢复正常。在巩固治疗时，还是以枳实消痞丸为基础方，配伍延胡索、香附、白芍等行气止痛，莪术、郁金、蛇六谷等软坚散结，继续扶正祛邪，提高患者的生活质量。

结直肠癌

结直肠癌是我国常见的消化道恶性肿瘤之一，近年来，由于我国居民饮食结构的改变，结直肠癌的发病率明显增多，且呈年轻化趋势。据2019年1月国家癌症中心发布的中国恶性肿瘤发病和死亡分析报告显示，结直肠癌占全国恶性肿瘤发病第3位，每年新发病例约38.8万，占9.88%。其中男性发病居第4位，每年新发病例约22.5万，占10.46%；女性发病居第3位，每年新发病例约16.3万，占9.17%。全国恶性肿瘤死亡数据显示，结直肠癌位列第5位，每年死亡病例约18.7万，占8.00%。其中每年死亡病例男性居第5位，约11万，占7.43%；女性居第4位，约7.8万，占9.09%。

本病确诊后，大多选择手术切除，术后根据患者的分期情况选择化疗方案。这些治疗手段对结直肠癌的疗效是肯定的，但手术切除后，绝大多数患者出现排便规律的异常，排便次数的增加严重影响患者的生活质量。化疗的副作用使患者胃肠功能紊乱加剧，很多患者身体素质急剧下降，因耐受不了副作用而中断治疗，直接影响患者的生存质量和存活率。此时结合中医中药的调理，对增强患者的体质，恢复胃肠功能，减轻手术后及化疗后的副作用均有良好的效果。

中医古籍中，无结直肠癌的病名，但类似结直肠癌临床表现的记载非常详细，见于"肠覃""脏毒""锁肛痔""肠风""下痢""肠癖"等疾病中。如《灵枢·水胀》记述："肠覃何如？岐伯曰：寒气客于肠外与卫气相搏，气不得营，因有所系癖而内著，恶气乃起，息肉乃生。"《外科正宗》指出："蕴毒结于脏腑，火热流注肛门，结而为肿，其患痛连小腹，肛门坠重，二便乖违，或泻或秘，肛门内蚀，串烂经络，污水流通大孔，无奈饮食不餐，作渴之甚，凡犯此未得见者有生。"《外科大成》称："锁肛痔，肛门内外犹如竹节锁紧，行如海蛇，里急后重，粪便细而带扁，时流臭水。"

对大肠癌病因病机的记载也非常详细，如宋·窦汉卿《疮疡经验全书》中提到："多由饮食不节，醉饱无时，恣食肥腻……任情醉饱耽色，不避严寒酷暑，或久坐湿地，恣己耽着，久忍大便，遂致阴阳不和，关格壅塞，风热下冲，乃生五痔。"清《医宗金鉴》论述脏毒时说："此病有内外阴阳之别。发于外者，有醇酒厚味，勤劳辛苦，蕴注于肛门，两旁肿突，形如桃李，大便秘结，小水短赤，甚者肛门重坠紧闭，下气不通，刺痛如锥……发于内者，兼阴虚湿热下注肛门，内结蕴肿，刺痛如锥……"

以上所述明确指出，引发本病的外因有饮食不节，如恣食肥腻、醇酒厚味，或误食不洁之品等直中肠胃；内因是忧思抑郁，肝脾失和。内外因素相合使肝、脾、胃、肠脏腑功能失调，气滞不畅，运化失司，湿热内生，流注蕴结于大肠，日久不解，发为肿瘤。

西医研究认为结直肠癌的发病和饮食因素有密切的关系。膳食中高脂肪、高蛋白食物较易诱发大肠癌。因为这些食物能使粪便中甲基胆蒽物质增多，可引起胆酸分泌增加，被肠道内厌氧菌分解为不饱和的多环烃，此两种物质均为致癌物质。加上这类膳食中纤维素少，大便在大肠中存留时间长，致癌物质浓度高，发生大肠癌的几率明显增高。除此之外，久坐、饮食过于辛辣、直肠息肉、慢性炎症、家族遗传也是直肠癌的高危因素。

我在临床上接诊的多是晚期大肠癌患者，均是通过手术、化疗和其他方法治疗后的患者，有的是复发转移，有的是有术后并发症，有的是有化疗中的严重反应等。采用中医药治疗后，缓解了痛苦症状，提高了生活质量。以下实录了五例患者的治疗过程。

一、圣愈汤合护骨解毒汤治疗直肠癌术后、放化疗后肺转移、骨转移

1. 患者自述

我姓张，女，生于1957年11月，曾在某银行工作。

2004 年 4 月 6 日，因大便次数增多、有时便中带血，到平顶山某医院肛肠科就诊。做结肠镜检查，确诊为"肠溃疡型管状乳头状腺癌"，病灶距离肛门 8cm，随即到河南省级某医院做了手术。在手术中发现癌细胞浸透外膜，累及子宫，附件中发现有较大囊肿，所以同时做了直肠、子宫、左附件切除术，术后病理为"肠溃疡型管状乳头状腺癌。"

术后恢复 1 个月后进行 6 个疗程化疗，于 2004 年 9 月份结束。其间每隔半年按医嘱进行复查，没有发现异常。但是，在 2006 年 11 月份单位进行体检时发现右肺上叶有结节，我赶紧到河南省级某医院做了穿刺，病理结果提示：肠腺癌肺转移。确诊后又做了 8 个疗程的化疗。化疗的时候经常感觉右背部疼痛，做骨扫描显示：右侧第一肋骨代谢异常。确诊为骨转移。又做了 10 次伽马刀放射治疗。

当时做肝功能检查，一张化验单有 11 项指标异常。体重由原来的 128 斤降到 90 斤。每日大便在 15 次以上，每次量少，常有便不净之感，因大便次数太勤，以致我不敢出门，给我的生活带来很多不便，生活质量大大降低。那时候我心灰意冷，对以后的生活和治疗都失去了信心。

出院时，当时的肿瘤科主任给我三点建议：①定期复查，每年做一次化疗；②每日口服一次进口西药，预防复发；③建议找中医，服用中药治疗。

当时我采用了第 3 条建议，想找中医看看是否还有办法治疗，于是肿瘤科主任给我推荐了郑玉玲教授。

2. 诊治经过

2007 年 4 月 28 日初诊：面色萎黄，神疲体倦，声低语怯，食欲很差，时有咳嗽，浑身酸痛，睡眠差；舌淡暗，苔白，脉细弱。

诊断：直肠癌手术、放化疗后肺转移、骨转移。

辨证：气血亏虚，毒邪内结。

治法：补气养血，解毒散结。

方药：圣愈汤合补肾护骨解毒汤加减。

黄芪 15g，人参 15g，当归 30g，川芎 12g，白芍 12g，熟地黄 15g，桑

寄生 30g，菟丝子 15g，盐杜仲 15g，肉桂 6g，透骨草 15g，骨碎补 15g，补骨脂 15g，川续断 15g，白芥子 10g，独活 15g，郁金 12g，皂刺 12g，苏子 15g，焦山楂、炒麦芽、焦神曲各 15g。15 剂。嘱加水 1200mL，煎煮两次，共取药汁 400mL，分两次服。

2007 年 5 月 12 日二诊：上方服后患者自述比原来有些精神，说话有劲了，饮食和睡眠也有点好转，但服药后感到有点上火，口干渴；舌稍红，苔白乏津，脉沉细。

上方黄芪减至 12g，人参减至 9g，加麦冬 20g，知母 10g，7 剂。煎服法同上。

2007 年 5 月 19 日三诊：服用上方后，口干渴症状明显好转，自觉体质进一步增强，但是其间再次接受伽马刀治疗时，又出现了口渴、咽喉发紧；舌质淡红，苔稍干，脉细数。

调整方药为：当归 30g，鸡血藤 30g，生白术 30g，茯苓 15g，百合 30g，透骨草 15g，骨碎补 15g，补骨脂 15g，郁金 12g，皂刺 12g，苏子 15g，焦山楂、炒麦芽、焦神曲各 15g，白花蛇舌草 9g。15 剂。煎服法同上。

2007 年 6 月 2 日四诊：此方服用后病情明显好转，大便由原来的每天 15 次，明显减少到 3～4 次。嘱继续服用此处方，取 15 剂服用后自我感觉良好，病情稳定。又取 15 剂，按上述煎服法，继续服用。

2007 年 7 月 7 日五诊：病情稳定，效果较好。只是上午头晕，下午好转，双肩疼痛，饮食睡眠尚可，大便一天两次；舌淡暗，脉沉细。

调整方药为：当归 30g，鸡血藤 30g，生白术 30g，茯苓 15g，百合 30g，透骨草 15g，骨碎补 15g，补骨脂 15g，郁金 12g，苏子 15g，焦山楂、炒麦芽、焦神曲各 15g，柴胡 9g，川厚朴 12g，牡丹皮 9g，白花蛇舌草 9g，夏枯草 30g，知母 15g。21 剂，煎服法同上。

2007 年 7 月 28 日六诊：病情稳定，但仍觉得肩部疼痛，四肢麻木，口干，嗓子不适，多梦，大便一日两次；舌淡暗，脉沉细。

调整方药为：西洋参 10g，当归 30g，鸡血藤 30g，生白术 30g，茯苓

15g，黄芩 12g，葛根 15g，知母 15g，桑寄生 30g，骨碎补 30g，柴胡 9g，焦山楂、炒麦芽、焦神曲各 15g，栀子 6g。嘱按上方服用 40 剂，煎服法同前。

2007 年 9 月 8 日七诊：病情稳定，右肩仍疼痛，早上起床后口咽干燥，自觉腰及双膝痛，便稀不成形，饮食、睡眠可；舌淡暗，脉沉细。病情稳定，效不更方，按上方继续服用。

2007 年 11 月 10 日八诊：感觉精神体力均好，但感右下肢冷、麻木，口干，咽部不适；舌淡红，苔稍黄，脉沉。

上方加丹参 12g，百合 30g，金银花 12g。15 剂，煎服法同前。

2007 年 11 月 24 日九诊：自觉精神、饮食均可，有时感到燥热；舌淡红，苔白稍干，脉沉。

调整方药为：柴胡 9g，栀子 6g，丹参 12g，焦山楂、炒麦芽、焦神曲各 15g，百合 30g，金银花 12g，西洋参 10g，当归 30g，鸡血藤 30g，生白术 30g，茯苓 15g，葛根 15g，知母 15g，川贝母 15g，桑寄生 30g，15 剂。煎服法同上。

2008 年 1 月 19 日十诊：精神饮食均可，有时感右上肢沉重，右下肢冷、麻木，服生冷饮食后大便稀；舌淡，苔白，脉沉。

调整方药为：西洋参 10g，当归 30g，鸡血藤 30g，炒白术 30g，茯苓 15g，葛根 15g，知母 15g，川贝母 15g，桑寄生 30g，补骨脂 12g，柴胡 9g，焦山楂、炒麦芽、焦神曲各 15g，丹参 12g，百合 30g，桂枝 9g，夏枯草 30g。30 剂，煎服法同前。

2008 年 3 月 15 日十一诊：肢体沉重及冷感减轻，右脑部偶感隐痛，有时感胸部疼痛；舌淡，苔白，脉沉。上方加白芍 15g，延胡索 12g，川芎 9g，石菖蒲 15g。30 剂，煎服法同前。

2008 年 4 月 19 日十二诊：其他都很好，但感右前胸部疼痛，右侧小腿有沉胀感；舌淡，苔白，脉沉。

调整方药为：当归 30g，鸡血藤 30g，生白术 30g，白芍 15g，茯苓 15g，葛根 15g，桑寄生 30g，补骨脂 12g，柴胡 9g，焦山楂、炒麦芽、焦神曲各 15g，夏枯草 30g，丹参 12g，百合 30g，延胡索 12g，石菖蒲 15g，川楝子 12g。30 剂，煎服法同前。

2008 年 5 月 24 日十三诊：右胸痛症状消失，但仍感右肩部沉重，下肢膝盖以下沉重，脚痛，舌脉同前。上方加川牛膝 15g。60 剂，煎服法同前。

2008 年 8 月 2 日十四诊：头部有轻度胀痛，双下肢疼痛，多抽筋；舌淡红，苔白，脉沉。

调整方药为：当归 15g，鸡血藤 15g，薏苡仁 30g，生白术 30g，茯苓 12g，陈皮 12g，骨碎补 15g，桑寄生 30g，夏枯草 15g，川牛膝 15g，伸筋草 15g，焦山楂、炒麦芽、焦神曲 15g，西洋参 6g，川贝母 12g（冲服）。15 剂。煎服法同前。

2008 年 8 月 16 日十五诊：症状：左下肢疼痛消失，右下肢疼痛减轻，抽筋减轻。左侧头部不适，经风吹后加重，右胸上部隐约不适，舌脉同前。

上方加柴胡 12g，延胡索 15g。30 剂，日 1 剂，水煎分服。

2008 年 10 月 11 日十六诊：各种症状有明显缓解，前胸仍不适。效不更方，继续服用。

2008 年 11 月 29 日十七诊：症状无变化。超声检查：右肾囊肿，原来右肝囊肿消失，舌脉同前。上方加川续断 15g，继续服用。

2009 年 2 月 7 日十八诊：服用上方后疗效好，但有时感到双腿肌肉发紧，右侧为甚。饮食、睡眠均可。舌脉同前。

调整方药为：熟地黄 15g，赤芍、白芍各 15g，当归 15g，川芎 12g，川牛膝 15g，木瓜 15g，川续断 15g，伸筋草 15g，桑寄生 30g，肉桂 3g，焦山楂、炒麦芽、焦神曲各 12g。15 剂，煎服法同前。日 1 剂，水煎分服。

2009 年 2 月 21 日十九诊：口干，鼻痒，欲打喷嚏，嗓子发紧，饮食睡眠可，大小便正常；舌淡，苔白，脉沉。

上方去肉桂，加牡丹皮 9g，金银花 12g，炒酸枣仁 12g。30 剂，煎服法同前。

2009 年 3 月 28 日二十诊：服用此方后上述症状消失，但双腿肌肉发紧，怕风，怕凉，大便溏，小便正常，饮食睡眠可。舌脉同前。

调整方药为：桑寄生30g，焦山楂、炒麦芽、焦神曲各12g，杜仲炭12g，菟丝子12g，熟地黄15g，赤芍、白芍各15g，当归15g，川芎12g，川牛膝15g，木瓜15g，川续断15g，伸筋草15g。15剂，煎服法同前。

2009年4月11日二十一诊：自觉头部嗡嗡响，眼睛发胀，上午重，下午轻，下肢怕风、怕凉，肌肉发紧，大小便正常；舌质淡，苔白，脉细。

调整方药为：枸杞子12g，菊花12g，熟地黄15g，赤芍、白芍各15g，当归15g，川芎12g，川牛膝15g，木瓜15g，川续断15g，伸筋草15g，桑寄生30g，焦山楂、炒麦芽、焦神曲各12g，杜仲炭12g，菟丝12g。15剂，煎服法同前。

2009年5月2日二十二诊：下肢仍怕凉、怕风，饮食、睡眠均可，大小便正常。CT结果：右肺上叶及右肺下叶慢性炎症，肝内多发性囊肿。

调整方药为：当归15g，白芍15g，桂枝15g，细辛3g，通草9g，川牛膝15g，木瓜15g，川续断15g，伸筋草15g，桑寄生30g，焦山楂、炒麦芽、焦神曲各12g，杜仲炭12g，菟丝子12g，百合15g，百部15g，川贝母15g。20剂，煎服法同前。

2009年5月12日二十三诊：下肢麻木，下肢怕凉、怕风症状明显好转，饮食、睡眠可，大小便正常；舌脉同前。嘱其按照上方继续服用巩固疗效。

2009年6月13日二十四诊：下肢麻木，下肢怕凉、怕风症状基本消失，头嗡嗡响，头不晕，饮食睡眠均可。大小便正常，舌脉同前。

调整方药为：柴胡12g，川芎9g，菊花12g，川牛膝15g，钩藤12g，珍珠母30g，葛根30g，泽泻12g。15剂，煎服法同前。

2009年6月27日二十五诊：头部不适症状好转，但右侧颞部仍有不适，双脚仍麻木，右侧胸部靠上隐有不适；舌质淡红，苔薄白，脉细。上方加天麻15g，清半夏12g。15剂。煎服法同前。

2009年7月27日二十六诊：左颞骨上缘及右侧前胸壁不适感，受凉较为明显，饮食睡眠均可，大小便正常；舌脉同前。上方加吴茱萸6g。15剂，煎服法同上。

2009年8月15日二十七诊：服上方后头部不适感明显好转，但右颞部仍有疼痛，眼睛看东西昏朦；舌质淡，苔白，脉沉细。

调整方药为：羌活12g，柴胡12g，川芎9g，菊花12g，川牛膝15g，钩藤12g，珍珠母30g，葛根30g，泽泻12g。20剂。煎服法同前。

2009年9月5日二十八诊：右颞部疼痛及眼睛看东西昏朦症状好转。上方加赤芍15g，石菖蒲15g。15剂。

2009年12月5日二十九诊：左颞部受凉后似有疼痛，腰疼，CT显示L2轻度增生，L4、L5椎间盘轻度突出，饮食睡眠，大小便正常；舌质淡，苔薄白，脉沉细。

调整方药为：当归15g，鸡血藤15g，川芎12g，荆芥6g，生白术15g，茯苓15g，杜仲炭12g，川续断15g，川牛膝15g，焦山楂、炒麦芽、焦神曲各15g。30剂，煎服法同前。

2010年2月6日三十诊：右颞部受凉后仍有头痛头懵，腰痛好转，饮食，睡眠，大小便正常。舌脉同前。按上方继续服用15剂。煎服法同前。

2010年2月27日三十一诊：胃脘部食后饱胀，活动后稍可缓解，受凉后仍感头痛。舌脉同前。煎药时加生姜三片。按上方继续服用，煎服法同前。

2010年5月8日三十二诊：胃部症状明显减轻，头颅仍感沉重，受凉后左侧头颅麻木疼痛不适，四肢麻木、凉，以右下肢为甚，活动后可缓解，大便有排不净感，无后重感，小便夜2～3次；舌质淡，苔薄白，脉沉细。

调整方药为：黄芪12g，人参15g，当归30g，川芎12g，白芍12g，熟地黄15g，桑寄生30g，菟丝子15g，盐杜仲15g，肉桂6g，透骨草15g，骨碎补15g，补骨脂15g，川续断15g，独活15g，葛根12g，羌活12g，苏子15g，焦山楂、炒麦芽、焦神曲各15g。60剂，煎服法同前。

2010年8月21日三十三诊：头痛症状明显好转，腰背部肌肉酸痛也明显缓解，饮食、睡眠、大小便正常，舌脉同前。

从2010年8月21日三十三诊至2011年12月17日的三十九诊，我对这位患者的用药均是在圣愈汤合补肾护骨解毒汤的基础上，根据患者出现的症状随症加减。

在口服中药的同时，让患者配合用中药泡脚：干姜 50g，川椒 50g，肉桂 50g。一周后，减到每味药 20g，疗程 30 天。期间嘱患者间断服药。

2012 年 4 月 27 日患者复诊：自觉精神、饮食、大小便、睡眠都很好。体检的各项指标均在正常范围内。让患者停服中药汤剂，改用中成药"健脾丸"坚持服用三个月。

2012 年 7 月 27 日复诊：患者各方面情况均正常，舌质淡红，苔薄白。脉沉缓。嘱咐患者停服药物，注意饮食调理，忌辣忌凉，适当运动。

3. 辨治思路

这位患者最初因出现大便异常，做肠镜检查，确诊为"肠溃疡型乳头状腺癌"。虽然及时做了肠部肿瘤的切除手术，并做了化疗，但仍出现了肺部的转移，以后又出现了骨部的转移。

患者初诊时面色苍白，精神疲惫，身体非常虚弱，纳差，咳嗽，浑身疼痛，睡眠不好，舌质淡，苔白。以上证候是疾病日久，耗损气血，致机体正气大虚；同时又因邪毒在肠、肺、骨结聚，邪毒内盛。病证属于中医脏毒、肺积和骨瘤的范畴。病位：正虚在肺、脾、肾；邪实在肠、肺、骨。病机是正虚邪盛，虚实错杂，治疗难度很大。

患者用中医药治疗五年，虽然根据病情变化，调过 30 多次处方，但始终不变的是顾护正气，补气养血。因患者确诊肠癌后进行了手术、化疗、放疗等治疗，这些方法对肿瘤的治疗是有效的，但同时这些方法对身体气血的损害也是极大的。

治疗时选用了圣愈汤合自拟的补肾护骨解毒汤加减。

圣愈汤出自《医宗金鉴》。方中有人参、黄芪、当归、熟地黄、川芎、白芍，全方有补气养血之功。自拟补肾护骨解毒汤有菟丝子、桑寄生、盐杜仲、川续断、熟地黄、肉苁蓉、透骨草、补骨脂、骨碎补、土牛膝、白芥子、独活等。方中菟丝子甘、温，归肝肾脾经，温而不热，补而不燥，补肾益精，为平补阴阳之良药；桑寄生苦、甘、平，归肝肾经，补益肝肾、强健筋骨，与菟丝子共为君药。杜仲甘、温，归肝肾经，既补肾阳，又益肾阴、润肝燥、强筋骨，为平补肝肾，治疗腰膝酸痛、筋骨痿软之要药；续断苦、辛，微温，归肝肾经，既能补肝肾、强筋骨，又续筋接骨、疗伤止痛，为骨科要药；杜仲长于补养、补而不走，续断偏于活血、补而善走，二者相伍，不仅药力倍增，且补而不滞；肉苁蓉甘、咸、温，归肾、大肠经，温而不热，补而不腻，为补肾阳、益精血之良药；熟地黄甘、微温，归肝肾经，善滋肝肾之阴，为治肝肾阴虚之要药；补阳之肉苁蓉配伍滋阴之熟地黄，则阳得阴助而生化无穷，尽显"阴中求阳"之意，与杜仲、续断共为臣药。补骨脂辛、苦、温，归脾肾经，补肾阳，固肾精；骨碎补苦、甘、温，归肝肾经，温补肾阳、强筋续骨、疗伤止痛，为伤科要药；透骨草辛、温，归肝肾经，暖筋透骨、除湿止痛，载药入筋骨，为骨部引经药；土牛膝微苦、酸，活血化瘀、祛湿解毒；白芥子辛、温，豁痰散结、通络止痛；补骨脂、骨碎补、透骨草、土牛膝与白芥子共为佐药。独活辛、苦、温，归肾经，祛风湿、止痹痛，为治风湿痹痛之要药，为使药。诸药合用，共奏补肾填精、解毒护骨之效。两方合用，既能补气养血，又能补肾护骨解毒。

由于该患者处于虚实夹杂的阶段，正气亏虚很重，邪毒蕴结很深，所以在顾护正气的同时，必须选用对肠毒、肺积和骨瘤有散结作用的中药。治疗脏毒方面先后选用了黄芩、葛根、赤芍、白花蛇舌草等；治疗肺积选用了川贝母、郁金、皂刺、苏子、百部、夏枯草等。

在五年的治疗中还根据患者出现的一些新的症状随症加减，如有头疼、心烦、胸闷时加柴胡、栀子等；腹部胀满食欲不振时加川厚朴、陈皮、焦山楂、炒麦芽、焦神曲；心前区不适，加丹参、石菖蒲、桂枝；口渴、咽喉疼痛加知母、金银花、麦冬；睡眠不好时加炒酸枣仁；头晕头胀、眼目昏花加枸杞子、菊花、钩藤、珍珠母、泽泻、防风等。下肢疼痛，抽筋加伸筋草、木瓜、秦艽、海风藤、络石藤；口服中药的同时，又让患者用中药泡脚：选用干姜、川椒、肉桂。经过中药汤剂治疗后，患者不适症状基本消失，选用健脾丸益气健脾、和胃理气收功。

截至本书定稿前，随访患者，精神、饮食、睡眠、二便均正常。

二、补中益气汤合芍药甘草汤治疗结肠癌术后腹痛

1. 患者自诉

我姓袁，女，生于1943年6月，郑州市人。

2015年7月3日，我突然出现左下腹隐隐胀痛的症状，还伴有大便带血。就诊于河南省某医院，腹部检查提示：结肠脾曲有明显占位伴周围炎症渗出。肠镜检查：结肠多发息肉。活检结果：坏死组织内见中低分化管状腺癌细胞。2015年8月31日在河南省某医院行左半结肠切除术。术后病理：溃疡型低中分化腺癌，侵出外膜，管状绒毛状腺瘤。手术后体质迅速下降，腹部疼痛，食欲很差，明显消瘦。医生建议术后化疗，家属考虑患者年龄大，术后抵抗力太差，身体虚弱，想寻求中医中药治疗。

2. 诊疗经过

2015年11月7日初诊：患者面色萎黄，身体消瘦，体倦乏力，食欲很差，每日大便次数4～6次，大便时感肠道吻合口处疼痛，大便之后气虚欲脱；舌质淡白，苔白稍腻，脉沉细无力。

诊断：左半结肠溃疡型低中分化腺癌。

辨证：气血亏虚，脾胃虚弱。

治法：补气养血，升阳举陷，缓急止痛。

方药：补中益气汤合芍药甘草汤加味。

炙黄芪15g，人参10g，当归15g，炒白术30g，陈皮12g，升麻15g，柴胡6g，白芍15g，炙甘草9g，砂仁15g，清半夏12g，焦山楂、炒麦芽、焦神曲各15g，延胡索15g，薏苡仁30g，15剂。每日1剂，加水1000mL，浸泡40分钟。头煎、二煎共取中药汁400mL，分两次服药，每次服200mL。上午10点服药，下午4点服药。

2015年11月22日二诊：服药后，体倦乏力症状明显好转，排大便时吻合口处疼痛减轻，食欲好转；舌质淡白，苔白，脉沉细。嘱患者按上方再服15剂。

2015年12月20日三诊：患者叙述服用上方30剂后，体倦乏力和排便

后腹疼症状基本消失，体质恢复很好。但最近出现早晨易汗出，期间复查肿瘤标志物、血常规、肝功、血脂、肾功能及 CT 均未见明显异常。上方加浮小麦 30g，红藤 15g。21 剂。

2016 年 1 月 17 日四诊：患者述精神、饮食、体力均恢复不错。近来睡眠不好，舌质淡红，苔白，脉沉。上方去升麻、柴胡、延胡索，加炒酸枣仁、石菖蒲各 15g，藤梨根 12g。30 剂。

从 2016 年 2 月 21 日五诊至 2016 年 7 月 3 日八诊：患者病情稳定，期间复查 CT 及肿瘤标志物等均无明显异常。一直按照上方服用。

2016 年 12 月 4 日九诊：患者因感冒出现发热、咳嗽、胸闷、痰多色白、口苦、食欲差；舌质边红，苔腻稍黄，脉浮数。

调整方药为：小柴胡汤合清气化痰丸。

柴胡 12g，清半夏 12g，人参 9g，黄芩 6g，橘红 15g，茯苓 15g，炙甘草 6g，瓜蒌仁 9g，炙杏仁 12g，枳实 6g，川厚朴 12g，神曲 15g，7 剂。

2017 年 1 月 8 日十诊：患者服上方后，发热、咳嗽等症状明显好转。自己在当地又取 7 剂。感冒已经痊愈。近几天有时出汗，口渴；舌质淡红，苔白，脉沉。

调整方药为：生脉饮加味。

人参 9g，麦冬 30g，五味子 9g，煅牡蛎 15g。15 剂。

2017 年 2 月 12 日十一诊：患者汗出较前明显减轻，体质恢复，纳眠可，二便正常。自述偶有头晕，期间各项复查结果均正常。上方加葛根 30g，川芎 12g，红藤 12g，藤梨根 12g，薏苡仁 15g。30 剂。

2017 年 3 月 19 日十二诊：患者出汗减少，头晕消失；舌质淡红，苔白，脉沉。

调整方药为：上方去煅牡蛎、葛根、川芎。15 剂。

2017 年 8 月 6 日十三诊：患者左半结肠癌切除术后 2 年，术后全面复查 4 次，各项指标均正常。患者的精神、饮食、睡眠、二便均恢复。患者及家属特别高兴。要求继续中药调理。

调整方药为：党参 15g，当归 15g，鸡血藤 30g，薏苡仁 30g，炒白术

30g，茯苓 15g，陈皮 12g，郁金 15g，莪术 15g，红藤 12g，苦参 6g，地榆 9g，焦山楂、炒麦芽、焦神曲各 15g。30 剂，煎服法同上。嘱其可以长期间断服用此方，如有不舒服时再来复诊。

3. 辨治思路

患者最初因腹部隐隐胀痛、大便带血而去医院就诊。完善腹部及肠镜活检后，确诊为左半结肠腺癌并行左半结肠切除术。术后，家属因患者年龄大、体质差，恐化疗反应太大，寻求中医中药治疗。

初次就诊，患者主要症状是术后体倦乏力，食欲差，大便时感肠道吻合口处疼痛，大解之后气虚欲脱等。此时的乏力是因患者年龄较大，结肠癌在发生发展过程中耗伤正气；手术治疗虽属必须，但亦损伤人体气血。手术吻合口处疼痛，提示手术伤及腹部及肠道经络，致局部气血不畅；排便后自感虚弱欲脱是中气脾虚下陷所致。

首选具有补中益气、升阳举陷的补中益气汤合缓急止痛的芍药甘草汤为主治疗。补中益气汤出自《内外伤辨惑论》。方中黄芪补气托气、升阳举陷；人参、白术、甘草补气健脾；当归养血和营；陈皮理气和胃；升麻、柴胡升阳举陷。芍药甘草汤出自《伤寒论》。方中白芍养血敛阴，柔肝止痛；甘草健脾益气，缓急止痛。加砂仁醒脾和胃；焦山楂、炒麦芽、焦神曲健胃消食；延胡索理气止痛；薏苡仁健脾渗湿。全方共奏补气养血、健脾和胃、升阳举陷之功效。

患者服后体质很快有了改善，乏力减轻，腹部刀口疼痛缓解。增强了用中医中药治疗的信心。

在两年多的治疗过程中，根据患者出现的一些新的症状随症加减。患者伴有头晕时，加用葛根、川芎等，载血上行，以荣脑窍；睡眠不好时，加用石菖蒲、炒酸枣仁等以安神改善睡眠；汗多时，加用浮小麦、煅牡蛎、麦冬等以滋阴敛汗；感冒发热、咳嗽有痰时，选用小柴胡汤合清气化痰丸加减治疗。

在补养气血，调理脏腑功能的同时，选用了对消化系统肿瘤有抑制作用的药物，如藤梨根等。现代药理学研究：藤梨根经乙醇提取腹腔给药对实验小鼠肉瘤180细胞株有抑制作用，有报告称其抑制率为30%～40%。有抗癌作用，尤其对胃肠道肿瘤疗效较佳。此外，藤梨根还有开胃止痛作用。

对该患者的治疗思路主要是扶正，始终把握补益气血、顾护正气，预防肿瘤转移复发作为总的治疗原则。同时根据患者的情况随症加减。经过两年来的调理，患者的饮食、睡眠、体力、精神情况均恢复正常，多次复查显示病情得到有效的控制，明显改善和提高了患者的生活质量。

三、健脾丸加味治疗直肠癌术后、化疗后腹痛腹泻

1. 患者自述

我姓孟，男，生于1946年2月，河南焦作人。

从2014年开始，我经常出现频繁的便意，每天至少要腹泻2～3次，开始以为是年纪大了，消化不好，胃肠功能紊乱所导致的，也没有太在意，曾服用复方消化酶及蒙脱石散等对症治疗，腹泻的症状会暂时缓解。到2016年年底，我腹泻的次数莫名其妙地减少了，还伴有排便困难，便秘，甚至会有腹痛等不适症状。又过了几个月，上述症状加重，我去医院做肠镜检查时，发现直肠占位，疑似直肠癌，取肿块活检行病理检查后确诊。

确诊直肠癌后，临床医生建议立即行手术切除治疗，但子女们考虑到我年纪大，体质较差，如果开腹手术的话，不仅创伤大，而且术后恢复慢，对人体的伤害也大，与医生沟通交流后，最后选择一种对组织损伤较小的腹腔镜下直肠癌根治术。术后医生建议我进行化疗和放疗。我也听从了医生的安排。在手术及放、化疗的重重打击下，我身体十分虚弱，实在坚持不下去，提前终止了化疗和放疗。

当时我的身体状况非常糟糕，不仅精神不好，特别乏力，还有严重的厌食，最主要的是，我每天仍腹泻3～4次，并伴有腹部疼痛，当时已经瘦得皮包骨头，每天在痛苦中度过。在我走投无路时，想到寻求中医中药治疗。

2. 诊治经过

2017年5月16日初诊：主要症状是严重乏力，食欲差，厌食，腹泻，

腹疼，平均每天腹泻3～4次，身体非常消瘦；舌质淡，苔白，脉细弱。

诊断：直肠癌术后、放化疗后腹疼腹泻。

辨证：脾虚胃弱，气滞湿阻。

治法：健脾和胃，行气化湿。

方药：健脾丸加味。

党参30g，麸炒白术30g，茯苓30g，炙甘草6g，陈皮9g，焦山楂、炒麦芽、焦神曲各10g，木香3g，黄连3g，山药30g，砂仁12g，肉豆蔻12g，延胡索15g，白芍12g。15剂。水煎服，每剂药头煎、二煎共取药汁400mL，混合后分2次服，上午10点、下午4点服药，每日1剂。

2017年6月4日二诊：服上方后腹痛好转，腹泻症状有所改善，减少到每日2～3次，仍乏力、厌食；舌质淡，苔白，脉细弱。上方将炒山楂增至30g。15剂。煎服法同前。

2017年6月25日三诊：上方服用1个月，患者体质明显好转，乏力和腹痛症状明显减轻，腹泻次数减少，食欲较前增加，但患者诉服用中药后偶尔有恶心。复查腹部彩超，提示有少量腹腔积液。有些医生建议患者服用利尿药。我看完彩超报告后，不建议用利尿药。上方加防己12g，椒目6g，葶苈子12g，猪苓30g，泽泻12g，柴胡6g，姜竹茹15g。30剂。

2017年8月6日四诊：再次复查腹部彩超时，已经探查不到腹水。患者除稍有乏力外，其他不适症状基本消失，自诉感觉和正常人一样。嘱咐患者改用中成药健脾丸以巩固治疗。

3.辨治思路

这位患者最初出现腹泻症状时，没有引起足够重视。当病情加重，出现腹痛后，才意识到严重性。经肠镜检查并取病理后，明确诊断为直肠腺癌。因年龄大、体质差，选择了对组织损伤较小的腹腔镜手术。术后常规进行放、化疗治疗。因刚经历过手术治疗，身体还没有恢复，又进行放、化疗治疗，出现的副作用会加大。同时患者仍有严重的腹泻、腹痛、乏力、厌食等症状，体力难以支撑，遂停止放、化疗而寻求中医药治疗。

从患者初诊的情况看，因腹泻病程长，使正气大伤。手术及放、化疗对身体的损害也较大。中焦脾虚胃弱，水谷不能正常地受纳、腐熟、吸收和运化，患者出现严重的厌食；水湿失运渗于肠道，出现久泻迁延不愈；气血生化不足，机体失养则倦怠乏力，脉沉细弱；患者虽有腹痛，但腹痛不甚，故亦属于虚证，多由脾虚失养所致。辨证为脾胃虚弱，气滞湿阻证。治疗当健脾和胃并举，行气与止痛并重，选用健脾丸加减应用。

健脾丸出自《证治准绳》。方中党参补益中气，白术燥湿健脾，茯苓利水渗湿，炙甘草补脾和胃、调和诸药，陈皮理气燥湿；木香行气止痛，砂仁温脾理气，肉豆蔻温中涩肠，山药补脾养胃，焦山楂、炒麦芽、焦神曲消食和胃，最后佐少量黄连以清热燥湿。上方加延胡索行气止痛，白芍缓急止痛。全方合用，共奏醒脾化湿、理气开胃之功。患者服用半个月后，腹泻症状明显改善，说明辨治有效，效不更方。我在长期临床中体会到：在治疗肿瘤等复杂的疾病时，如果辨证准确，效果明显，就不要轻易变动方剂。这位患者在治疗过程中，始终以健脾丸为基础方，并在此基础上随症加减。

在治疗过程中超声检查发现有少量腹水。中医辨证仍属于脾虚失运，水湿渗于腹腔所致。不必用西药利尿药，在健脾丸的基础上加己椒苈黄丸去大黄，加猪苓、泽泻即获良效。

同时在治疗慢性腹泻时，宜健脾止泻，不可过用收涩药，以免"闭门留寇"。山楂既是健脾丸的组成药物，又具有酸敛的功效，亦可以涩肠止泻，但酸敛收涩之力较弱，因此，在临床运用中，可适当增加山楂的用量，以助健脾止泻。柴胡不仅能疏肝解郁，亦能升举脾胃清阳之气，在补气健脾时，配伍升阳之柴胡，可取升阳止泻之效。目前这位患者的精神状态很好，虽然稍有乏力，但腹泻、腹痛的症状基本消失，食欲很好，体质基本恢复。

四、华盖散合六君子汤加减治疗直肠癌术后、放化疗后肺转移严重咳嗽

1. 患者自述

我姓崔，男，生于 1956 年 9 月，济源市人。

2014 年 10 月初，我出现排大便不畅，便后仍有便意的症状，有时大便带血。因为我 2007 年曾做过痔疮手术，以为是痔疮复发，没太在意。但大便带血的症状一直持续到 2015 年 2 月都没有好转，就去当地医院诊疗。按痔疮用药，症状减轻，医生让我回家继续口服药物巩固治疗。

在家治疗一段时间后，大便带血症状依然存在。2015 年 8 月，我在济源某医院做肠镜检查时，在距离肛门 4～9cm 处发现一紫红色肿块，取病理检查，结果为中分化腺癌。得知这个结果，我和家人都非常着急。2015 年 9 月 1 日到河南省某肿瘤医院住院治疗，行直肠肿瘤切除加肠粘连松解术。术后病理结果：直肠溃疡型中分化腺癌，浸出外膜。术后用奥沙利铂联合卡培他滨化疗了四个周期，接着又放疗 32 次，于 2016 年 3 月结束放疗。

在 2016 年 7 月做全面复查时发现肺部有结节，考虑到放疗刚结束，也不确定是否真的发生转移，就一直动态观察。我每天特别担心，也很恐惧，怕复发转移。2016 年 11 月 22 日在河南省某肿瘤医院行肺穿刺活检术，病理结果提示右肺下叶的结节是腺癌转移浸润。就又用奥沙利铂联合伊利替康化疗了 6 个周期，于 2017 年 4 月结束化疗。

复发转移对我的打击很大，加上连续化疗使我的身体状况急剧下降，身体消瘦，特别乏力，食欲和睡眠都很差。2018 年 1 月以后，更是经常感冒，弱不禁风，咳嗽很重，胸闷气喘，吐白色黏痰。我不知道我的身体还能支撑多长时间，下一步该如何治疗？考虑再三，决定寻找中医治疗。

2. 诊疗经过

2018 年 1 月 15 日初诊：主要症状是严重咳嗽，吐白色黏痰，身重乏力，胸闷气喘，食欲很差，睡眠很差，大小便正常；舌质暗，边有瘀点，苔厚，脉濡滑。

诊断：直肠腺癌术后、放化疗后肺转移。

辨证：肺脾气虚，痰瘀互结，肺失和降。

治法：益气健脾，化痰活瘀，宣肺止咳。

方药：华盖散合六君子汤加减。

处方一：炙麻黄 10g，炙杏仁 12g，炙甘草 6g，陈皮 12g，清半夏 12g，茯苓 15g，桑白皮 12g，紫苏子 15g。7 剂。水煎服，每剂药头煎、二煎共取药汁 400mL，混合后分 2 次服，上午 10 点、下午 4 点服药，每日 1 剂。

处方二：党参 30g，白术 30g，茯苓 30g，炙甘草 6g，陈皮 12g，清半夏 12g，黄芪 15g，当归 30g，郁金 15g，莪术 15g，浙贝母 15g，皂角刺 12g，胆南星 12g，焦山楂、炒麦芽、焦神曲各 15g。15 剂，煎服法同前。

因患者病情比较重，距离医院很远，我给患者开了两个处方，让他先服用第一个宣肺止咳的处方，待咳嗽吐痰、胸闷气喘减轻后接着服用第二个益气健脾的处方。

2018 年 2 月 27 日二诊：服用第一个处方后，咳嗽明显减轻，偶尔还会咳嗽、咯白黏痰，胸闷乏力也有缓解。咳嗽减轻后，患者按医嘱服用第二个处方，服后精神、饮食均有好转，大小便正常；舌质淡红，舌边仍有瘀点，苔薄白，脉沉。

调整方药为：党参 30g，白术 30g，茯苓 30g，炙甘草 6g，陈皮 12g，清半夏 12g，黄芪 15g，当归 30g，郁金 15g，莪术 15g，浙贝母 15g，皂角刺 12g，胆南星 12g，僵蚕 15g，炙麻黄 10g，焦山楂、炒麦芽、焦神曲各 15g。30 剂。煎服法同前。配合口服中成药平消片。

2018 年 3 月 27 日三诊：体质明显好转，偶尔咳嗽，咯痰也没有之前黏稠，活动后感乏力胸闷，饮食、睡眠及大小便均正常；舌质淡红，舌薄白，脉沉。

上方加桔梗 12g，百部 15g，姜竹茹 12g，蝉蜕 12g。30 剂。

2018 年 5 月 16 日四诊：右腿出现疼痛，需要口服曲马多止痛，在郑州大学某附属医院复查，结果提示：右侧骶髂关节及左侧坐骨代谢活跃灶，考虑骨转移。患者得知骨转移后压力很大，舌质淡红，舌边仍有瘀点，苔薄白，脉沉。

调整方药为：独活 12g，桑寄生 30g，秦艽 12g，炒杜仲 12g，怀牛膝 15g，党参 30g，炒白术 30g，茯苓 30g，甘草 6g，当归 30g，熟地黄 30g，川芎 12g，白芍 12g，防风 6g，桂枝 12g，蒲黄 12g，五灵脂 12g，枸杞子

15g，菟丝子 15g，补骨脂 15g，淫羊藿 15g。30 剂，煎服法同前。

2018 年 6 月 12 日五诊：服上方后，腿痛明显减轻，但仍酸困麻木，饮食一般，睡眠较差，大小便正常；舌质淡红，苔薄白，脉沉。

上方加麦冬 30g，鸡血藤 30g。30 剂。

3. 辨治思路

这位患者因排便不畅，便中带血而就诊，确诊直肠癌后，在河南省某肿瘤医院行直肠肿瘤切除加肠粘连松解术。术后病理显示：直肠溃疡型中分化腺癌，侵出外膜。术后常规化疗，但在复查时发现肺结节，经穿刺活检确诊为右肺下叶结节腺癌浸润转移，行化疗和右肺植入粒子术后出现严重咳嗽、胸闷气喘，体质虚弱，故而寻求中医药治疗。

直肠癌是消化道常见恶性肿瘤之一，一般进展较慢，自发病到出现明显症状大约需半年以上。中医认为，大肠与肺相表里，司传导之职，分清秘浊，清除糟粕，当机体功能紊乱时，致使湿热下注，毒蕴大肠而发为本病。脾肾亏虚，正气不足是本病的根本病因。故治疗应脾肾兼顾，扶正抗癌。肿瘤转移属于中医学"流注""传舍"等范畴，其主要病因在于正气亏虚，正不胜邪，从而导致癌毒浸淫，易于复发转移，并在病变过程中形成痰浊、瘀血等病理产物，进一步成为影响癌瘤转移的重要因素。

从初诊的情况看，患者属肺虚脾弱，痰瘀互结，肺气壅滞。选用华盖散合六君子汤加减。治疗宜先宣肺止咳、化痰平喘。服用华盖散，待咳嗽减轻后再服用六君子汤以扶正。华盖散出自《太平惠民和剂局方》，方由麻黄、杏仁、甘草、桑白皮、紫苏子、茯苓、半夏、陈皮等药物组成。方中麻黄以升散宣发肺气；杏仁、紫苏子助肺气肃降；桑白皮泻肺行水，又兼茯苓、半夏、陈皮、甘草以健脾利湿。患者服后咳嗽、吐痰、胸闷气喘明显减轻。接着服用六君子汤加味，以健脾益气、培土生金。方中党参补脾益肺；白术、茯苓健脾益气、祛湿化痰；炙甘草益气滋阴、通阳复脉；陈皮、半夏燥湿化痰、降逆散结。加黄芪、当归为当归补血汤，以补气生血；加郁金、莪术、浙贝母、皂角刺、胆南星化痰活瘀、软坚散结；加焦山楂、炒麦芽、焦神曲健胃消食，增加患者食欲，有利于患者的体质恢复。

按照上述方药治疗后，患者咳喘症状基本缓解，体力逐渐恢复。3 个月后，患者出现右腿疼痛，检查提示有骨部转移。根据患者症状、体征，中医辨证为脾肾亏虚，骨骼失养，浊毒留滞，治宜健脾益气、补肾护骨、散结解毒，方选独活寄生汤加味。

独活寄生汤出自《备急千金要方》，谓："夫腰背痛者，皆由肾气虚弱，卧冷湿地当风得之，不时速治，喜流入脚膝为偏枯冷痹，缓弱疼重或腰痛挛脚重痹，宜急服此方。"其由四物汤、四君子汤合方加减而成，二方均为补血、补气之基本方，故有祛风湿、止痹痛、益肝肾、补气血之功，临床常用于治疗素体气血亏虚，肝脾肾不足，外感风寒湿邪所致的痹证、腰痛以及一些气血不足，肝肾亏虚的疾病。根据这位患者的情况，在上方的基础上，加桂枝以温达四肢、通行血脉；蒲黄、五灵脂以活瘀通经止痛；枸杞子、菟丝子、淫羊藿以补肾中阴阳；补骨脂养骨护骨以使骨健。患者服后腿部疼痛症状逐渐缓解。

现代研究证明，通过益气养血，能增强机体的免疫机能，调整机体的内部平衡，提高机体的抗癌能力，从而间接地抑制癌细胞的生长。中医治疗在祛邪抗肿瘤的同时注意顾护正气，做到攻邪而不伤正，养正而不助邪，并可攻补兼施。特别是对直肠癌中晚期或虚弱的患者，中医的扶正培本治疗可以提高机体免疫功能，减少西药治疗的毒副作用，改善全身症状，提高患者的生存质量及生存率。

五、补中益气汤合复方仙鹤草汤加味治疗结肠癌术后、化疗后胃肠功能紊乱

1. 患者自述

我姓刘，女，生于 1959 年 1 月，郑州市人。

2017 年 11 月 14 日受凉后出现发热、腹泻的症状。我是一名医生，考虑是肠道感染导致的腹泻。就口服了一些抗感染药，但效果不好，接着又出现大便带血症状。看到大便带血，我心里非常紧张，抓紧去河南省某人民医院做肠镜检查。发现肠道中多发息肉，随即进行内镜下多发息肉黏膜

根除（EMR）治疗术。术中取部分组织做了病理，活检病理结果是结肠腺癌，而且涉及横结肠、降结肠、乙状结肠。病理结果出来后，对我是个极大的打击。我治病救人几十年，没想到自己也成了患者。但多年的专业素养让我很快认清了现实，抓紧正规治疗是关键。

同年 11 月 27 日，我在河南省某肿瘤医院选择了手术治疗，术后病理再次诊断为结肠腺癌。为了有效控制病情，术后行奥沙利铂联合卡培他滨方案化疗。以前只看到其他患者化疗时的痛苦，现在轮到自己化疗时，才切身体会到化疗对人体的伤害是多么大。我本来就有胃痛的病史，开始化疗后，胃痛比以前更严重；以前只是偶尔失眠，现在是彻夜难眠；但最痛苦的是大便次数多，一天 6～8 次，口服易蒙停也控制不住；全身乏力，稍一活动就全身出虚汗。

化疗三个周期后，我的身体越来越虚弱，精神也快垮了。在我实在坚持不下去的时候，听到病友谈到河南中医药大学的郑玉玲教授运用中医药治疗肿瘤效果不错，我就慕名前去就诊了。

2. 诊疗经过

2018 年 2 月 13 日初诊：主要症状是特别乏力，稍一活动就气喘吁吁，全身出虚汗，胃部不舒服，有时疼痛，食欲和睡眠都很差，大便不正常，每天 6～8 次，小便正常；舌质淡白，苔腻黄，脉滑。

诊断：结肠腺癌手术、化疗后。

辨证：脾胃虚弱，湿热下注。

治法：益气养血，健脾燥湿。

方药：补中益气汤合复方仙鹤草汤加味。

黄芪 15g，太子参 30g，炒白术 30g，柴胡 6g，升麻 12g，陈皮 12g，当归 30g，炙甘草 6g，仙鹤草 30g，黄连 3g，木香 6g，石菖蒲 30g，蝉蜕 12g，桔梗 12g，炒薏苡仁 30g，焦山楂、炒麦芽、焦神曲各 15g。15 剂。水煎服，每剂药头煎、二煎共取药汁 400mL，混合后分 2 次服，上午 10 点、下午 4 点服药，每日 1 剂。

2018 年 3 月 6 日二诊：服上方后，乏力有改善，出虚汗明显好转。右胁隐痛，仍睡眠较差，需口服安眠药，大便次数减少至 3～4 次，小便正常；舌质淡，苔稍腻，脉滑。

上方黄芪增至 30g，加延胡索 15g，川楝子 12g。30 剂，煎服法同前。

2018 年 4 月 10 日三诊：全身乏力症状明显减轻，每天出去散步活动，出汗明显减少。精神、饮食均恢复正常，大便次数每日 3 次左右，睡眠还是较差；舌质淡红，苔薄白，脉沉。

上方加炒山楂 30g，乌梅 15g，炒酸枣仁 30g，夜交藤 15g。30 剂。

2018 年 5 月 8 日四诊：患者精神、饮食、睡眠基本恢复正常，每日大便次数 2～3 次。最近出现膝盖疼痛、双脚麻木，影响正常行走；舌质淡红，苔薄白，脉沉。

调整方药为：独活寄生汤加减。

独活 12g，桑寄生 30g，秦艽 12g，防风 6g，细辛 3g，川芎 12g，当归 30g，熟地黄 30g，白芍 12g，桂枝 12g，茯苓 30g，木瓜 12g，莪术 15g，郁金 12g，鸡内金 15g，乌梅 15g，炒山楂 15g，煅龙骨 15g，煅牡蛎 15g。30 剂。煎服法同前。

2018 年 6 月 5 日五诊：服上方后，膝盖疼痛明显减轻，脚麻木比之前有好转。偶尔有头痛，小便正常。饮食不规律或食水果后大便次数增多；舌质淡红，苔稍腻，脉沉。

调整方药为：党参 30g，炒白术 15g，茯苓 15g，炙甘草 6g，陈皮 9g，焦山楂、炒麦芽、焦神曲各 15g，广木香 3g，黄连 3g，白豆蔻 12g，怀山药 30g，砂仁 12g，乌梅 12g，薏苡仁 30g，鸡血藤 30g。30 剂。

3. 辨治思路

这位患者是位医生，出现腹泻及大便带血症状后，及时检查，确诊结肠癌后，马上进行手术切除和化疗治疗。在治疗过程中因体质异常虚弱、胃肠功能紊乱等寻求中医药治疗。

初次就诊主要症状是严重乏力，虚汗，胃部不舒服，胃肠功能紊乱，食欲和睡眠都很差。结合患者的病史及前期治疗情况，中医辨证属于脾胃虚弱，湿热下注，治疗宜益气养血、健脾燥湿。

选用补中益气汤合仙鹤草汤加减。补中益气汤出自《内外伤辨惑论》。方中黄芪补中益气、升阳固表；人参、白术、炙甘草益气健脾、燥湿和中；当归养血和营、补血活血；升麻、柴胡升阳举陷；陈皮理气和胃，使补而不滞。

复方仙鹤草汤是近年来研究开发的中成药，具有健脾止泻、清热燥湿的功效，对脾虚兼湿热内蕴所致的大便泻泄有较好的治疗作用。方中主要有仙鹤草、黄连、木香、石菖蒲、蝉蜕、桔梗。在上两方的基础上加薏苡仁以渗湿健脾；焦山楂、炒麦芽、焦神曲和胃消食。患者服后，气血得补，乏力、出汗等体虚症状逐渐恢复；胃肠得调，食欲增加，胃部不舒服症状缓解；湿热得清，每日大便次数减少。

以后根据患者的情况随症加减，如出现睡眠不好时，加炒酸枣仁、夜交藤；因饮食不规律，大便次数多时加乌梅，加重炒山楂用量；出现膝盖疼痛、双下肢麻木时选用独活寄生汤等。患者经过以上方药调理，精神、饮食、睡眠基本恢复正常，大便逐渐规律后，选用健脾丸以健脾和胃、理气消积，寒热平调以巩固疗效。

乳　腺　癌

　　乳腺癌是女性最常见的恶性肿瘤之一。近几年，乳腺癌的发病率仍呈上升趋势，据 2019 年 1 月国家癌症中心发布的中国恶性肿瘤发病和死亡分析报告显示：全国恶性肿瘤按发病例数顺位，第 1 位的是肺癌，其次为胃癌、结直肠癌、肝癌和女性乳腺癌。女性发病第 1 位的为乳腺癌，每年新发病例约 30.4 万，占女性肿瘤发病的 17.10%，占所有肿瘤的 7.74%，而 2014 年这个数字是 6.83%。全国恶性肿瘤死亡病例，乳腺癌位列第 7 位，每年死亡病例约 7.0 万，占 2.99%。女性每年死亡病例中，乳腺癌在第 5 位，约 7.0 万，占 8.16%。

　　近些年我国对乳腺癌的防治工作非常重视，把对乳腺的检查纳入正常体检项目中，以期早期发现，及早治疗，获得长期生存的效果。同时根据乳腺癌不同的分期，对乳腺癌手术方式不断优化，并采取手术结合放化疗，或放、化疗结合，或局部微创治疗等，均取得较大的进展。尤其这些治疗手段和中医中药结合起来，使患者的生活质量、生存期有了明显的提高和延长。

　　中医对本病相关症状和发展变化的描述：隋·巢元方《诸病源候论》提到乳石痈曰："石痈者……其肿块确实至牢，有根，核皮相亲，不甚热，微痛……鞠硬如石"。书中还详细描述："石痈之状，微强不甚大，不赤，微痛热，热自歇，是足阳明之脉有下于乳者……但结核如石。""肿而皮强上如牛领之皮。"唐·孙思邈《千金要方》中记载："妇人乳头生小浅热疮，痒搔之，黄汁出，浸淫为长，百种治不差者，动经年月，名为妒乳……世为苟抄乳是也。"宋·陈自明《妇人大全良方》提出乳岩初起"内结小核，或如鳖棋子，不赤不痛，积之岁月渐大，巉岩崩破如熟石榴，或内溃深洞，血水滴沥……"元·朱丹溪《格致余论》记载："……遂成隐核，如大棋子，不痛不痒，数十年后方为疮陷，名曰奶岩。"同时朱丹溪还记载了妊娠可使本病发展恶化的案例以及男性患此病的案例。明·陈实功《外科正宗》中曰："初如豆大，渐若棋子，半年一年，二载三载，不痛不痒，渐渐而大，始生疼痛，痛则无解，日后肿如堆栗，或如覆碗，色紫气秽，渐渐溃烂，深者如岩穴，凸者如泛涟，疼痛连心，出血则臭，其时五脏俱衰，四大不救，名曰乳岩。"

对本病病因病机的记载：宋·陈自明在《妇人大全良方》中指出本病是"肝脾郁怒，气血亏虚"。元·窦汉卿《疮疡经验全书》记载："乳岩乃阴极阳衰，血无阳安能散，致血渗于心经，即生此疾。"元·朱丹溪在《格致余论》中记载本病是"因忧怒抑郁，朝夕积累，脾气消阻，肝气横逆……"明·陈实功《外科正宗》记载"经络痞涩，聚结成核……"，等等。

对本病预后的记载：元·窦汉卿《疮疡经验全书》记载本病预后时曰："若未破可疗，已破难治……早治得生，迟则内溃肉烂，见五脏而死。"元·朱丹溪在《格致余论》中记载："……以其疮形嵌凹似岩穴也，不可治矣。"明·陈实功《外科正宗》记载本病的预后："其时五脏俱衰，四大不救……凡犯此者，百人百必死。"等等。

对本病治疗的记载：历代医家在研究本病的过程中，创制了大量的内服外用的方药。如内服的漏芦散、神效瓜蒌散、清肝解郁汤、西黄丸、阳和汤等；外用的有红升丹、白降丹等，且目前仍在临床应用，确有很好的疗效。

以上古代文献中记载的乳腺癌从发病到死亡，尤其是乳房局部巉岩崩破如熟石榴，或内溃深洞，血水滴沥……及肿如堆栗，或如覆碗，色紫气秽，渐渐溃烂，深者如岩穴，凸者如泛涟，疼痛连心，出血则臭等症状，目前在临床上见的极少。主要是限于当时的医疗条件，不能早期发现，发现后已至晚期，治疗手段少，效果比较差。随着时代的进步，医疗条件的改善、治疗手段和药物的不断发展和更新，乳腺癌的治疗效果明显提高。

这些年我在临床中所经治的乳腺癌患者绝大多数是手术切除后，或放疗、化疗后出现转移、复发或在治疗时出现各种痛苦的症状，严重影响患者的生活质量和生存期。用中药调治后获得较好的效果，兹实录六例如下：

一、柴术化痰汤加减治疗晚期乳腺癌术后、放化疗后淋巴结转移

1.患者自述

我姓付，女，生于 1955 年 9 月，曾在某交通系统工作。

2002 年 6 月 21 日，因右乳房疼痛，逐渐加重（此前右乳房也时有疼痛，因为工作较忙和自己思想不够重视，没有及时诊治）。我感到这次痛和原来不一样，就到河南省级某医院就诊。经检查确诊为右乳腺浸润性导管癌，确诊时被告诉已到晚期，病情较重。

2002 年 6 月 28 日上午做了右乳腺癌根治术。术后恢复一个月开始化疗，进行了 6 个疗程的化疗后，又做了 25 次放疗。放、化疗刚结束，又发现左侧乳房也发生了癌变，为了防止癌细胞扩散，又进行了左侧乳房切除术，但不久发现淋巴结又出现转移。两次大的手术和放、化疗，使我的身体变得十分虚弱，精神压力极大，患上了重度抑郁症，严重失眠，陷入极端的痛苦中，甚至有轻生的念头。

正当我走投无路时，经病友推荐，开始接受在郑州大学工作的郑玉玲教授的中医治疗。郑教授每周六上午在郑州大学第一附属医院中医门诊坐诊。2008 年以后郑教授调到河南中医学院工作，在河南中医学院第三附属医院坐诊，我又跟着到中医三附院就诊。她根据我的身体状况及手术、放疗、化疗带来的副作用，实施中医中药治疗。

我服中药治疗一段时间后，身体虚弱和抑郁状况得到缓解。随后几年内，我又先后出现了子宫肌瘤、脑梗死、淋巴结肿大等病症。郑教授根据这些病症，适时调整处方，控制病情发展，使我的身体渐渐恢复到了正常状态。特别是我患乳腺癌以后引发的重度抑郁症、顽固性失眠，服用中药调理后竟奇迹般地恢复正常了。

从 2002 年患病到现在（2018 年），已经 16 年过去了，我真的不敢想

象，自己还能健康幸福地活着！我每天都充满感恩的心。在近年的体检中，我的各项主要检测指标都保持在正常值之内，身体状况很好。

我看病的病历本已经换了十几个，都认真珍藏着。从开始的十五天、三十天去一次门诊找她看病，到病情稳定后三个月或半年去一次门诊。郑教授早让我停服中药，但我坚持隔一段时间让她看看我，我也看看她，顺便调调方。我也不是天天服药，隔三岔五服一剂中药让我心里踏实。下面是我十几年来服用中药治疗的过程：

2.诊疗经过

2002 年 8 月 6 日初诊：患者主要症状是身体状况很差，全身重度乏力，头晕晕沉沉，不想见人，非常委屈，见谁都想哭，在门诊看病时又哭了一场，睡眠很差，口中没味，没有食欲，两侧乳房均已做过全切术，锁骨上淋巴结有转移；舌质偏红，脉弦细数。

诊断：双侧乳腺癌术后、放化疗后淋巴结转移。

辨证：肝郁脾虚，痰气蕴结型。

治法：疏肝健脾，理气化痰。

方药：柴术化痰丸加减。

柴胡 12g，醋香附 15g，生白术 30g，茯苓 15g，清半夏 12g，夏枯草 15g，陈皮 12g，郁金 12g，炒栀子 6g，黄芩 6g，百合 30g，生地黄 12g，浮小麦 30g，焦山楂、炒麦芽、焦神曲各 15g，炒酸枣仁 15g。30 剂。每剂药加水 1000mL，泡药 40 分钟。头煎取中药汁 200mL，二煎加水 500mL 再煎，取药 200mL。两煎共取中药汁 400mL，分两次服药，每次服 200mL。上午 10 点、下午 4 点服药。

2002 年 9 月 12 日二诊：上方服后，感到心情开始好转，不那么压抑了，同时吃饭多了一些，睡眠有所好转，体质也稍微好一些。就是上午感到脸肿，舌头和嘴唇麻木。

调整方药为：石菖蒲 12g，猪苓 15g，泽泻 12g，炒栀子 6g，柴胡 12g，醋香附 15g，生白术 30g，茯苓 15g，陈皮 12g，黄芩 6g，百合 30g，生地黄 12g，浮小麦 30g，炒酸枣仁 12g，焦山楂、炒麦芽、焦神曲各 15g。

30 剂。

2002 年 10 月 20 日三诊：服了第二次处方，患者脸上虚肿明显减轻。但又患感冒了，一直咳嗽不止，有时感到口渴；舌淡红，脉浮数。

调整方药为：白前 15g，桔梗 9g，紫菀 12g，柴胡 12g，醋香附 15g，生白术 30g，茯苓 15g，陈皮 12g，黄芩 6g，石菖蒲 12g，百合 30g，生地黄 12g，浮小麦 30g，炒酸枣仁 12g，焦山楂、炒麦芽、焦神曲各 15g，猪苓 15g，泽泻 12g。30 剂。

2002 年 11 月 26 日四诊：服药后咳嗽明显好转，自觉精神、饮食均好转。舌脉同前。

调整方药为：石菖蒲 12g，炒栀子 6g，柴胡 12g，醋香附 15g，生白术 30g，茯苓 15g，陈皮 12g，黄芩 6g，百合 30g，生地黄 12g，浮小麦 30g，炒酸枣仁 12g，焦山楂、炒麦芽、焦神曲各 15g。30 剂。

2002 年 12 月 30 日五诊：上方服后，饮食较好，睡眠不稳定，时好时差，有时还需吃安定片。情绪虽比原来有好转，但有时一想自己的病就烦躁，大小便正常，鼻干，咽部疼痛。每次给这位患者看病时，就利用就诊时间，给她进行心理辅导。嘱其仍按上方服药。30 剂。

2003 年 2 月 1 日六诊：服此方后，无明显不适，一周前又感冒，声重，嗓子不舒服，时流黄鼻涕；舌红、苔薄稍黄，脉弦数。

调整方药为：石菖蒲 12g，金银花 9g，苍耳子 12g，藿香 9g，炒栀子 6g，柴胡 12g，醋香附 15g，生白术 30g，茯苓 15g，陈皮 12g，黄芩 6g，百合 30g，浮小麦 30g，炒酸枣仁 12g，焦山楂、炒麦芽、焦神曲各 15g。20 剂。

2003 年 3 月 8 日七诊：服上方后，感冒已好转，其他无明显不适。还是睡眠差，有时盗汗；舌淡红，脉数。

调整方药为：石菖蒲 12g，炒栀子 6g，柴胡 12g，醋香附 15g，生白术 30g，茯苓 15g，陈皮 12g，黄芩 6g，百合 30g，浮小麦 30g，炒酸枣仁 30g，焦山楂、炒麦芽、焦神曲各 15g，金银花 9g，郁金 12g。30 剂。

2003 年 4 月 12 日八诊：上方服后精神情况、饮食、睡眠均较好，出汗也较前减少。舌脉同前。

上方去金银花，加鸡血藤 30g。30 剂。

2003 年 6 月 6 日九诊：服上方后，无明显不适，饮食可，大小便正常，就是入睡困难，有时需睡前服用安定片；舌淡红，脉细数。

上方加合欢花 15g，当归 15g。30 剂。

2003 年 7 月 22 日十诊：服用上方后，舌脉同前，睡眠稍有好转。但患者经常烦躁，心中着急。看病开方后告诉患者不要着急，病去如抽丝，慢慢调理，一切都会好的。

调整方药为：炒栀子 6g，知母 6g，柴胡 8g，醋香附 12g，生白术 15g，茯苓 15g，百合 30g，炒酸枣仁 12g，夜交藤 12g，焦山楂、炒麦芽、焦神曲 12g，浮小麦 15g。30 剂。

2003 年 9 月 16 日十一诊：上方服后，睡眠明显好转。告诉患者，治疗失眠，最重要的是心情，压力小，放得下，不论中药和西药治疗失眠，都是起辅助作用的。所以最重要的是要学会放下一切烦恼。每一次给患者谈话，也是给患者开心理处方。

调整方药为：炒栀子 6g，柴胡 9g，醋香附 15g，郁金 12g，生白术 30g，茯苓 12g，百合 30g，炒酸枣仁 12g，焦山楂、炒麦芽、焦神曲各 15g，陈皮 9g，清半夏 12g，夏枯草 20g。30 剂。

2003 年 11 月 15 日十二诊：精神饮食如前，仍有时出汗，口渴。舌尖红苔少，脉细数。上方加浮小麦 15g，知母 9g。30 剂。

2004 年 1 月 12 日十三诊：服用上方自觉很好，效不更方，继续服用上方。

2004 年 2 月 18 日十四诊：3 天前无明显诱因出现咽喉部疼痛，咯少量灰白痰，余无特殊不适，饮食可，睡眠可，大小便正常；舌尖红，脉稍数。

调整方药为：柴胡 9g，醋香附 15g，生白术 12g，茯苓 12g，陈皮 6g，炒栀子 6g，白芍 12g，夏枯草 20g，百合 30g，炒酸枣仁 12g，浮小麦 15g，金银花 9g，桔梗 9g，焦山楂、炒麦芽、焦神曲各 15g。30 剂。

2004 年 4 月 6 日十五诊：此方服后，症状较以前好转，无明显不适。

舌脉同前。上方去桔梗，加夜交藤 15g。30 剂。

2004 年 6 月 28 日十六诊：病情比较稳定，自我感觉良好，有时体内感到燥热，舌脉同前。

调整方药为：当归 15g，鸡血藤 15g，女贞子 15g，生白术 15g，茯苓 12g，牡丹皮 6g，柴胡 9g，醋香附 12g，石菖蒲 12g，百合 30g，浮小麦 20g，焦山楂、炒麦芽、焦神曲各 15g。30 剂。

2004 年 8 月 27 日十七诊：因有子宫肌瘤、附件囊肿，做了子宫、附件切除术。15 天前无明显诱因出现腰部酸疼，休息后可缓解。舌质淡，苔薄白。上方加桑寄生 15g，杜仲炭 12g。30 剂。

2004 年 10 月 10 日十八诊：还是感到腰痛，睡眠不好。舌脉同前。上方加夜交藤 12g，合欢花 12g。30 剂。

2004 年 12 月 14 日十九诊：自觉咽干，偶尔右下腹疼痛，饮食、睡眠正常；舌淡红，苔白。

调整方药为：当归 15g，鸡血藤 15g，女贞子 15g，生白术 15g，茯苓 12g，柴胡 9g，醋香附 12g，石菖蒲 12g，百合 30g，浮小麦 20g，焦山楂、炒麦芽、焦神曲各 15g。桑寄生 15g，杜仲炭 12g，夜交藤 12g，合欢花 12g。延胡索 12g，白芍 12g。30 剂。

2005 年 2 月 22 日二十诊：服上方后腹疼症状减轻，其他如前。

调整方药为：延胡索 12g，白芍 12g，夜交藤 12g，合欢花 12g，牡丹皮 9g，当归 15g，鸡血藤 15g，女贞子 15g，生白术 15g，茯苓 12g，柴胡 9g，醋香附 12g，石菖蒲 12g，百合 30g，浮小麦 30g，焦山楂、炒麦芽、焦神曲各 15g。60 剂。

2005 年 5 月 1 日二十一诊：服用上方病情很稳定，腹疼症状已经消失，感到右侧颈部不舒服。舌脉同前。

调整方药为：牡丹皮 6g，柴胡 9g，醋香附 12g，当归 15g，鸡血藤 15g，女贞子 15g，生白术 15g，茯苓 12g，石菖蒲 12g，百合 30g，浮小麦 30g，夜交藤 12g，合欢花 12g，焦山楂、炒麦芽、焦神曲各 15g，夏枯草 20g，川贝母 15g，郁金 12g。90 剂。

2005年8月28日二十二诊：上方服后右侧颈部不适感减轻，其他情况稳定，上方加知母9g。60剂。

2005年11月11日二十三诊：上方服后自觉稳定，还是睡眠不好。因工作原因，心情急躁；舌尖稍红，苔白，脉细数。上方加僵蚕12g。60剂。

2006年2月6日二十四诊：夜间多汗，脚趾偶尔抽筋、僵直。舌脉同前。上方加郁金10g，木瓜15g，川牛膝12g。30剂。

2006年5月13日二十五诊：最近睡眠又差，服用舒乐宝、安定效果差，心情有时急躁；舌尖红，苔薄黄，脉弦细数。

调整方药为：炒栀子6g，牡丹皮6g，柴胡9g，醋香附15g，生白术20g，茯苓12g，赤芍、白芍各15g，陈皮12g，百合30g，石菖蒲12g，合欢皮12g，炒酸枣仁12g，浮小麦15g，女贞子9g，旱莲草9g，焦山楂、炒麦芽、焦神曲各15g。60剂。

从2006年8月27日二十六诊到2007年11月17日三十一诊：患者病情稳定，舌脉正常，基本是按上方服用。

2008年1月29日三十二诊：出现咽干、咽痛、口腔溃疡，没有其他特殊不适，饮食，睡眠正常，大小便正常；舌淡红，苔稍黄。

调整方药为：葛根15g，延胡索12g，白芍15g，炒栀子6g，牡丹皮6g，柴胡9g，醋香附15g，生白术20g，茯苓12g，紫苏12g，陈皮12g，百合30g，石菖蒲12g，合欢皮12g，炒酸枣仁12g，焦山楂、炒麦芽、焦神曲各15g，浮小麦30g，连翘9g。90剂。

2008年4月23日三十三诊：上方服后自觉内热好转，其他情况不错。舌脉同前。

调整方药为：金银花12g，牡丹皮6g，柴胡9g，醋香附15g，生白术30g，茯苓9g，陈皮12g，百合30g，石菖蒲15g，合欢花12g，炒酸枣仁12g，焦山楂、炒麦芽、焦神曲各15g，90剂。

2008年8月13日三十四诊：又出现咽干、咽痛、口腔溃疡。饮食、睡眠正常，大小便正常；舌质红，苔薄黄。

调整方药为：黄芩6g，金银花12g，牡丹皮6g，柴胡9g，醋香附15g，生白术 30g，茯苓 9g，陈皮 12g，百合 30g，石菖蒲 15g，合欢花 12g，炒酸枣仁 12g，焦山楂、炒麦芽、焦神曲各 15g，90 剂。

2008 年 12 月 1 日三十五诊：有时口干口渴，其他都很好，舌脉同前。

调整方药为：知母 12g，麦冬 12g，黄芩 6g，金银花 12g，牡丹皮 6g，柴胡 9g，醋香附 15g，生白术 30g，茯苓 9g，陈皮 12g，百合 30g，石菖蒲 15g，合欢花 12g，炒酸枣仁 12g，焦山楂、炒麦芽、焦神曲各 15g，60 剂。

2009 年 2 月 8 日三十六诊：总感到咽干，饮食、睡眠均可，没有其他不适。上方加石斛 12g，90 剂。

2009 年 6 月 23 日三十七诊：口腔、鼻、咽干，血压升高，睡眠差；舌质偏红，脉细数。

调整方药为：钩藤 12g，珍珠母 15g，川牛膝 12g，石斛 12g，知母 12g，麦冬 12g，黄芩 6g，金银花 12g，牡丹皮 6g，柴胡 9g，醋香附 15g，生白术 30g，茯苓 9g，陈皮 12g，百合 30g，石菖蒲 15g，合欢花 12g，炒酸枣仁 12g，焦山楂、炒麦芽、焦神曲各 15g。90 剂。

2009 年 9 月 28 日三十八诊：还是有咽干症状，血压恢复正常，睡眠差，舌脉同前。继续服上方。60 剂。

2009 年 12 月 26 日三十九诊：上方服后，整体情况很好，血压恢复正常，其他情况也都不错；舌质偏红，苔薄白。

调整方药为：炒栀子 6g，柴胡 6g，醋香附 12g，赤芍、白芍 15g，生白术 15g，茯苓 12g，陈皮 9g，百合 30g，石菖蒲 15g，合欢皮 10g，炒酸枣仁 10g，焦山楂、炒麦芽、焦神曲各 15g，蝉蜕 9g。30 剂。

2010 年 4 月 16 日四十诊：其他情况不错，有时感到颈部淋巴胀满，舌脉同前。

调整方药为：夏枯草 12g，川贝母 9g，炒栀子 6g，柴胡 6g，醋香附 12g，赤芍、白芍各 15g，生白术 15g，茯苓 12g，陈皮 9g，百合 30g，石菖蒲 15g，合欢皮 10g，炒酸枣仁 10g，焦山楂、炒麦芽、焦神曲各 15g，蝉蜕 9g。60 剂。

2010 年 9 月 27 日四十一诊：服上方后颈部淋巴结不适感明显减轻。其他情况不错，舌脉同前。

调整方药为：牡丹皮 6g，柴胡 6g，醋香附 12g，赤芍、白芍各 15g，生白术 20g，茯苓 12g，百合 30g，炒酸枣仁 12g，合欢花 12g，夜交藤 12g，石菖蒲 15g，柏子仁 15g，知母 12g，焦神曲 12g，石斛 12g。60 剂。

2010 年 11 月 29 日四十二诊：出现小便异常，尿频，尿急，小便热疼，口干烦躁；舌质红，脉细数。

调整方药为：木通 6g，车前草 12g，萹蓄 12g，大黄 3g，栀子 9g，滑石 6g，甘草梢 12g，瞿麦 12g，焦神曲 9g，灯心草 6g，延胡索 9g，柴胡 6g，15 剂。

2011 年 2 月 20 日四十三诊：上方服后加上大量喝水，小便不舒服的症状很快缓解。经过这次小便出现的问题，嘱咐患者不论工作多忙都要多喝水。以防再出现这种情况。舌质偏红，脉细数。

调整方药为：当归 15g，醋香附 12g，柴胡 6g，夏枯草 30g，黄芩 6g，川贝母 25g，桔梗 9g，连翘 9g，陈皮 12g，皂刺 12g，焦神曲 15g，莱菔子 12g。30 剂。

2011 年 5 月 12 日四十四诊：感到右侧上肢不随和，尤其开车后更不舒服，下肢偶尔抽筋。舌脉同前。

调整方药为：桂枝 9g，木瓜 12g，当归 15g，醋香附 12g，柴胡 6g，夏枯草 30g，黄芩 6g，川贝母 25g，连翘 9g，陈皮 12g，皂刺 12g，焦神曲 15g，莱菔子 12g。30 剂。

2011 年 8 月 1 日四十五诊：咽干痛，声音嘶哑，大便 1～2 日一次，稍干结；舌质偏红，苔薄黄，脉细数。

调整方药为：炒栀子 6g，当归 30g，醋香附 12g，柴胡 6g，夏枯草 30g，黄芩 6g，川贝母 25g，金银花 9g，陈皮 12g，蝉蜕 9g，焦神曲 15g。30 剂。

2011 年 11 月 14 日四十六诊：服上方后，声音嘶哑好转，但感鼻腔干燥，其他情况尚可。舌脉同前。

调整方药为：牡丹皮 6g，柴胡 6g，醋香附 12g，当归 15g，白芍 15g，麦冬 15g，百合 30g，石菖蒲 15g，炒麦芽 12g，桔梗 6g，连翘 9g。30 剂。

2011 年 12 月 22 日四十六诊：自觉咽干，近段睡眠又不好，大小便尚正常。舌脉同前。

调整方药为：蝉蜕 9g，牡丹皮 6g，柴胡 6g，醋香附 12g，当归 15g，白芍 15g，麦冬 15g，百合 30g，石菖蒲 15g，炒麦芽 12g，桔梗 6g，连翘 9g。30 剂。

2012 年 2 月 1 日四十七诊：总感到咽喉不适，有时声音嘶哑，舌苔厚，早上刷牙需刮舌苔。

调整方药为：柴胡 6g，醋香附 12g，当归 15g，炒白术 30g，薏苡仁 15g，百合 15g，麦冬 15g，石菖蒲 15g，炒麦芽 12g，桔梗 6g，连翘 9g，蝉蜕 9g。30 剂。

2012 年 5 月 16 日四十八诊：服上药后嗓子好一些，但感左侧颈部淋巴结不舒服。做彩超显示：左颈淋巴结增大呈类圆形。建议做穿刺查病理。因患者情绪紧张，没有做。

调整方药为：太子参 15g，夏枯草 15g，土贝母 12g，柴胡 6g，醋香附 12g，当归 15g，炒白术 30g，薏苡仁 15g，麦冬 15g，百合 30g，石菖蒲 15g，炒麦芽 12g，桔梗 6g，连翘 9g，蝉蜕 9g。30 剂。

2012 年 7 月 13 日四十九诊：仍咽喉干，声音嘶哑，颈部淋巴结不舒服，睡眠较差，便秘，小便正常；舌质偏红，苔薄黄，脉细数。

调整方药为：炒栀子 5g，生黄芪 9g，当归 15g，薏苡仁 30g，怀山药 15g，百合 30g，蝉蜕 12g，山豆根 15g，夏枯草 30g，清半夏 12g，皂刺 15g，郁金 12g，陈皮 12g，焦神曲 15g，夜交藤 12g，炒酸枣仁 15g。30 剂。

2012 年 10 月 9 日五十诊：上方服后咽喉部症状明显减轻，说话声音明显好转，颈部淋巴结缩小。仍感口干、口渴，舌脉同前。

调整方药为：牡丹皮 6g，生地黄 12g，麦冬 15g，知母 15g，女贞子 6g，旱莲草 12g，石菖蒲 15g，浮小麦 15g，百合 6g，柴胡 12g，焦神曲 15g。30 剂。

2012 年 12 月 3 日五十一诊：口干口渴有好转，没有其他不适，舌脉同前。

调整方药为：牡丹皮 6g，麦冬 30g，知母 15g，女贞子 15g，旱莲草 12g，石菖蒲 15g，浮小麦 15g，百合 15g，柴胡 12g，焦神曲 15g，连翘 12g。30 剂。

2013 年 2 月 2 日五十二诊：服上方后口干症状基本缓解，咽喉部也感到轻松。精神、饮食正常，睡眠时好时差；舌质偏红，脉细数。

调整方药为：炒栀子 6g，当归 30g，白芍 15g，柴胡 6g，醋香附 9g，生白术 15g，夏枯草 15g，葛根 15g，炒酸枣仁 15g，蝉蜕 12g，柏子仁 15g，石菖蒲 15g，焦神曲 15g。30 剂。

2013 年 3 月 23 日五十三诊：大便不通顺，有时干燥。舌脉同前。上方加火麻仁 12g，川厚朴 9g。30 剂。

2013 年 6 月 13 日五十四诊：上方服后感到很平和，大便干燥有些好转，舌脉同前。上方加莱菔子 12g，知母 12g，生地黄 30g。30 剂。

2013 年 7 月 28 日五十五诊：自觉身体各方面都很好。有时感到眼睛昏蒙干涩。舌脉同前。

调整方药为：炒栀子 6g，当归 15g，赤芍、白芍各 15g，柴胡 6g，醋香附 9g，生白术 15g，茯苓 15g，百合 30g，川贝母 15g，夏枯草 15g，陈皮 12g，焦神曲 15g，连翘 6g，生地黄 9g，桔梗 10g，密蒙花 10g。30 剂。

2013 年 10 月 20 日五十六诊：上方服后自觉很好，眼睛情况有所好转。上方去生地黄、桔梗。30 剂。

2013 年 12 月 6 日五十七诊：服上方后精神饮食都很好，还是睡眠不好，大便排出不畅，有时干燥；舌质红，苔干燥，脉细数。

调整方药为：葛根 12g，炒酸枣仁 15g，蝉蜕 15g，炒栀子 6g，当归 30g，白芍 15g，柴胡 6g，醋香附 9g，生白术 15g，夏枯草 15g，柏子仁 12g，石菖蒲 15g，焦神曲 15g，火麻仁 12g，川厚朴 9g，知母 12g，生地黄 30g。30 剂。

2014 年 1 月 16 日五十八诊：服上方后自觉各方面情况不错。睡眠、排便情况均较前好转；舌质偏红，苔薄白，脉细数。

调整方药为：上方去火麻仁、石菖蒲、焦神曲。30 剂。

2014 年 5 月 27 日五十九诊：上方服后很平和。精神、饮食、排便都很正常。效不更方，继续服用。30 剂。

2014 年 11 月 9 日六十诊，因近段工作繁忙，心情不好，又感到颈部淋巴结饱满，脖子不舒服，睡眠不好，有时需要睡前服一片安定。舌脉同前。

调整方药为：柴胡 12g，醋香附 15g，夏枯草 30g，炒栀子 9g，郁金 15g，皂刺 15g，僵蚕 12g，生白术 30g，清半夏 12g，百合 30g，柏子仁 15g，蝉蜕 12g，炒酸枣仁 30g，川贝母 15g，花粉 15g。30 剂。

2015 年 1 月 18 日六十一诊：服上方后颈部淋巴结明显缩小，心情好转。饮食、睡眠、排便都感觉不错。舌脉同前。

调整方药为：冬凌草 9g，柴胡 12g，醋香附 15g，夏枯草 30g，炒栀子 9g，郁金 15g，皂刺 15g，僵蚕 12g，生白术 30g，清半夏 12g，百合 30g，柏子仁 15g，蝉蜕 12g，炒酸枣仁 12g，川贝母 15g。30 剂。

2015 年 3 月 29 日六十二诊到 2015 年 10 月 18 日六十六诊：患者病情无大的变化，基本上按照上方服用。

2016 年 8 月 21 日六十七诊：上方服后精神、饮食、睡眠均可以，说话还是时清时哑，眼睛看东西昏蒙，舌脉同前。

调整方药为：枸杞子 12g，菊花 9g，密蒙花 10g，决明子 10g，丹参 9g，三七 3g。柴胡 6g，醋香附 15g，夏枯草 30g，郁金 15g，僵蚕 12g，生白术 30g，清半夏 12g，百合 30g，柏子仁 15g，蝉蜕 12g，炒酸枣仁 12g，川贝母 15g，冬凌草 9g，生黄芪 15g，当归 30g，鸡血藤 30g，桔梗 12g，生甘草 3g，木蝴蝶 15g，马勃 12g，30 剂。

2016 年 11 月 27 日六十八诊：服后各方面都感觉很好，舌脉同前，按上方继续服用。

2016 年 12 月 27 日六十九诊：最近工作忙，压力大，血压有点高，143/90mmHg，睡眠比较差。舌质偏红，苔薄黄，脉细数。

调整方药为：柴胡 6g，醋香附 15g，夏枯草 30g，郁金 15g，僵蚕 12g，生白术 30g，百合 30g，柏子仁 15g，蝉蜕 12g，炒酸枣仁 12g，川贝母 15g，冬凌草 9g，生黄芪 15g，当归 30g，鸡血藤 30g，桔梗 12g，生甘草 3g，丹参 9g，三七 3g。30 剂。

2017 年 6 月 27 日七十诊到 2017 年 9 月 10 日七十二诊：患者血压稳定，其他方面都感觉很好，舌脉同前。继续服用上方。上方制成颗粒剂，两天或三天服一剂。

患者在看病的同时经营一家公司，社会效益和经济效益都很好。

3. 辨治思路

这位患者是因乳房疼痛进行性加重，到医院确诊为晚期乳腺癌并进行手术切除，术后又做了化疗和放疗。这些治疗手段虽然会对患者身体有一定损伤，但对乳腺癌的治疗是有效和必需的。后期的中医治疗围绕着如何减轻手术、化疗、放疗对患者机体的损伤；如何扶正祛邪，预防复发；如何缓解患者的一些影响生活质量的症状如重度抑郁等展开治疗。

结合患者初诊时的重度焦虑症状，分析她患乳腺癌的原因，应是长期肝郁气滞，痰湿凝结，瘀毒结于乳房而致。虽然看似乳房局部的结块，实则是脏腑紊乱，气血津液失调所造成的，属全身性疾病。在治疗方面应重视对肝、脾、心三脏的调理，重视气、血、津液的疏导化解。

临证时依据该患者既有肝郁脾虚，又有痰气郁结的证候。自拟了柴术化痰汤加减。柴术化痰汤由六味药组成：柴胡、醋香附、白术、茯苓、半夏、夏枯草。方中柴胡、醋香附疏肝解郁为君；白术、茯苓健脾益气、渗湿安神为臣；半夏、夏枯草化痰散结为佐使药。

患者用中医药治疗时间非常长，截至目前患者还在间断服药。这期间虽然根据病情变化，调过 70 多次处方，但始终不变的是调理肝、脾、心；化解湿、痰、瘀。在柴术化痰汤的基础上随证加减：如肝郁易于化热，患者出现心情烦躁、舌红苔黄等症状，选用牡丹皮、栀子、黄芩等入肝经清热而不伤阴的药物；肝郁失于疏泄调达，直接影响脾胃的升降，出现中焦失和的症状，如患者出现腹满、饮食无味、有时胃痛、舌苔厚等症状，选用具有健脾祛湿、理气和胃的药物如薏苡仁、怀山药、全紫苏、陈皮、焦山楂、炒麦芽、焦神曲、延胡索等；中焦升降失序，痰湿内生，加之化疗伤脾胃之气，患者出现上午感到脸虚肿、舌头和嘴唇麻木的症状，在以上健脾和胃的基础上选用了猪苓、泽泻；五行之中肝为木、心为火，肝藏魂、心藏神，肝郁或郁而化火，心、肝两脏失和，皆可影响神魂不能内敛而出现严重的失眠，心烦不安，在以上疏肝的基础上先后选用具有安神养心作用的酸枣仁、夜交藤、柏子仁、合欢花、石菖蒲、浮小麦、百合、生地黄、黄连等；根据患者的情况适时选用益气养血的扶正药，如黄芪、太子参、当归、白芍、川芎、鸡血藤、炙甘草、女贞子等。患者服用这些调理肝、脾、心的中药，感到精神、饮食、睡眠均有明显的好转，对疾病的康复治疗也充满了信心。

在以上脏腑调理和扶正的基础上先后选用了化痰散结、解毒祛瘀的药物，如夏枯草、皂刺、郁金、半夏、川贝母、僵蚕、土贝母、马勃、桔梗、山豆根、冬凌草、丹参、三七等。同时根据患者出现的临时症状及时治疗，如因工作紧张，睡眠不好而致肝阳上亢，出现头晕头胀，血压高时用钩藤、珍珠母、决明子、枸杞子、菊花等；感冒或颈部不适致肺部宣肃失常，咽喉气噎出现声音嘶哑时用蝉蜕、木蝴蝶等；肝郁肾虚，筋骨失养出现腰背酸痛，下肢及脚趾抽搐时用川牛膝、桑寄生、杜仲炭、木瓜等；湿热下注而致尿频、尿急、尿疼时加木通、车前草、萹蓄、大黄、栀子、滑石、甘草梢、瞿麦、灯心草等；胃肠有热，津亏液少，肠道失于濡润致大便干燥，排出不畅时加川厚朴、火麻仁、莱菔子等。

2018年11月30日，这位患者又来到门诊。她现在精神、饮食、睡眠均好，全面体检，各项指标均正常。

二、圣愈汤合柴术化痰汤加味治疗晚期乳腺癌术后化疗后体虚，期间用大秦艽汤合独活寄生汤治疗乳腺癌骨转移疼痛

1.患者自述

我姓牛，女，生于1958年3月，在郑州某公司工作。

2011年8月，我无意中发现左侧乳腺有一肿块，赶紧去河南省某医院

就诊。检查乳腺钼靶拍片后，医生初步诊断是乳腺癌。同年9月在河南省某医院行左侧乳腺切除术。术后病理提示：左乳浸润性癌变。术中取淋巴结10个送病理检查，结果提示6/10见癌转移。

手术后，我经常感到特别乏力，因为有腋窝淋巴结转移，为了预防复发，我仍拖着疲惫的身躯，坚持进行了6个疗程的化疗。化疗结束后，我整个人像瘫了一样，身上一点劲儿都没有。稍一活动，头晕眼黑，心慌，出汗。在家调养了很久，体力仍然恢复不了，非常难受，双腿像灌了铅一样，走不动。为了能尽快康复，我就想到了寻求中医药治疗。

2. 诊治经过

2012年3月4日初诊：主要症状是全身极度乏力，以双下肢为甚，伴心慌、头晕，动则出汗，口黏无味，食欲很差；舌质淡，苔厚腻，脉细数。

诊断： 左侧乳腺癌伴淋巴结转移术后、化疗后。

辨治： 气血亏虚，痰气郁结型。

治法： 益气养血，化痰散结。

方药： 圣愈汤合柴术化痰汤加减。

黄芪30g，人参12g，当归15g，鸡血藤15g，川芎10g，柴胡9g，醋香附15g，白术15g，茯苓12g，清半夏12g，夏枯草15g，百合30g，浙贝母15g，陈皮12g，焦山楂、炒麦芽、焦神曲各15g。30剂。水煎服，每剂药加水1000mL，头煎、二煎共取药汁400mL，混合后分2次服，上午10点、下午4点服药，每日1剂。

2012年4月8日二诊：服用上方1个月后，体质改善特别明显，身上有力，患者诉能干些家务活了。头晕心慌症状也明显减轻，食欲有好转，睡眠不太好；舌质淡红，苔白，脉沉。

调整方药为：上方柴胡减为6g，加炒酸枣仁30g，蝉蜕12g。30剂。煎服法同上。

2012年5月20日三诊：精神、饮食、睡眠恢复很好，有时干活多时会有些乏力。最近一次全面复查，没有发现异常，患者非常高兴；舌质淡红，苔薄白，脉沉。嘱其继续按照上方服用，注意劳逸结合。

从三诊后患者自觉身体恢复正常，停止服药。没有再来就诊。

2017年8月，患者感到身体不适，右腿经常出现酸痛不适的感觉，再次去河南省级某医院复查。CT发现右侧髂骨骨质破坏，提示骨转移，部分椎体及附件斑片状低密度，不除外转移瘤可能。患者在河南省级某医院做了10次放疗。放疗期间，患者晚上侧卧位睡觉时，右腿不舒服，到十月份，只要一走路，右腿髂骨处就开始疼痛，特别难受。为了改善疼痛，治疗骨转移，患者再次服用中药治疗。

2017年11月26日初诊：主要症状是右腿髂骨处疼痛，活动时加重，因为腿痛影响了饮食和睡眠，小便正常，大便溏；舌质淡，少苔，脉沉。

诊断： 左侧乳腺癌伴右腿髂骨转移。

辨证： 脾肾亏虚，骨髓失养。

治法： 健脾益气，补肾护骨。

方药： 大秦艽汤合独活寄生汤。

秦艽15g，羌活12g，独活12g，防风6g，党参15g，炒白术30g，茯苓15g，熟地黄30g，当归30g，赤芍、白芍各30g，川芎12g，白芷3g，细辛3g，黄芪16g，川牛膝12g，补骨脂15g，透骨草15g，骨碎补15g，桑寄生30g，柴胡6g。30剂。水煎服，每剂药加水1200mL，头煎、二煎共取药汁400mL，混合后分2次服，上午10点、下午4点服药，每日1剂。

患者按上方服药第二剂时，出现了腹泻症状，上午服药，下午就会腹泻3～4次，晚上服药，半夜就会腹泻3～4次。在家坚持服药一周，仍然腹泻，再次来到医院，向我诉说服药后的不适症状。我听完患者的叙述，又认真核对处方，分析患者的病情，此方确实量大力强，不用调方，嘱患者把一剂中药分两天服用。患者按照此方法继续服用上方后，腹泻症状明显减轻。

2018年1月7日二诊：服用上方后，右腿疼痛明显减轻，身体感到有力量，精神明显好转，每天想出去走走；舌质淡，少苔，脉沉。上方去川牛膝，加菟丝子15g，川续断15g。30剂，煎服法同前。

2018年4月22日三诊：服完上方后，右腿已经基本不疼，食欲也有好转，平时在上下台阶时，右腿髂骨处有疼痛感觉，但已经不影响走路活动。舌淡红，苔薄，脉沉。上方中去白芍，改赤芍为12g。30剂，煎服法同前。

经过5个月的中药治疗，患者右腿疼痛的症状全部消失。身体恢复得很好。

3. 辨治思路

这位患者最初因发现乳腺肿块而就诊。确诊乳腺癌后，即行手术切除治疗，病理检查提示有淋巴结转移。在术后联合化疗后，因身体极度虚弱，故寻求中医药治疗。经采用益气养血、化痰散结的原则，选用气血双补的圣愈汤合化痰散结的自拟方柴术化痰汤治疗后，获得明显疗效。

时隔5年后又发现右侧髂骨骨质破坏，提示骨转移，经放射治疗后右侧髂骨仍然疼痛，再次寻求中医中药治疗。

乳腺癌骨转移属中医学"骨瘤""骨痛""骨蚀"等范畴，多因肾精亏虚，骨髓失养，痰瘀毒邪蕴结于骨部所致。该患者确诊乳腺癌后，无论手术、化疗或放疗，都会在治疗疾病的同时伤及正气。虽然前期曾服用益气养血、化痰散结的药物，正气有所恢复，但治疗没有坚持下去，脾肾两个重要脏器的功能没有得到彻底的修复。随着年龄的增长，肾精亏虚，骨髓失养，余毒乘虚而入，侵蚀骨骼，出现骨部转移的各种症状。

在治疗骨转移疼痛时，应从引发疼痛的本质上去辨治，重视顾护脾胃之气和肾气，以达护骨先补肾，肾强骨自壮，骨壮痛自止的目的，而不能只关注疼痛本身。治疗宜健脾益气养血、补肾护骨止痛，选用大秦艽汤合独活寄生汤加减治疗。

大秦艽汤出自《素问病机气宜保命集》，是治疗风邪中经络的常用方。独活寄生汤出自《备急千金要方》，常用于治疗肝肾气血俱虚所致的关节疼痛。

我在长期临证中，依据"血弱不能养筋，养血而筋自荣"及"肾藏精，主骨生髓"的中医理论，运用大秦艽汤合独活寄生汤，治疗恶性肿瘤化疗后手足麻木和骨转移性癌痛等，取得较好的疗效。

大秦艽汤和独活寄生汤的药物组成中，均蕴含八珍汤之意，可达"养血荣筋"之效；后者又有桑寄生、杜仲、肉桂等补肝肾强筋骨之药。两方在益气养血，健脾补肾的同时又均有良好的止痛效果，如方中羌活可祛除上半身之痹痛、独活可祛除下半身之痹痛，二者配伍，通利全身关节可取得较好的止痛疗效；秦艽、防风、白芷、细辛等具有多重止痛作用，可使止痛之效倍增。又加黄芪以益气增力；菟丝子、川续断补肝肾、强筋骨；补骨脂补肾阳、固肾精；骨碎补补肾阳、强筋骨；透骨草载药入筋骨；佐以少许柴胡，不仅可以疏肝解郁，其升达之性还可助运化之精血输布全身，使肾精得补，髓充骨壮。全方合用，共奏健脾益气养血、补肾护骨止痛之效。患者在服用近 5 个月的中药后，右腿疼痛的症状完全消失，取得明显的治疗效果。

三、内补黄芪汤加味治疗乳腺癌术后刀口不愈合

1. 患者自述

我姓郝，女，生于 1967 年 5 月，家住郑州市西郊。

我原在国棉一厂上班，但已经下岗多年，平时以做家务为主。平日不上班，饮食、作息难免错乱，又到了更年期，经常因小事生气，多疑多虑。2016 年 10 月，自觉左侧乳房胀闷不适，有时还心烦意乱，失眠，自以为只是更年期问题，也没在意。又过了 1 个月，左侧乳房摸着有硬块。就去离家很近的郑州市某中医院看病，彩超结果提示：左侧乳房低回声肿块。医生告诉我必须进一步检查，明确肿块性质。在家人的陪同下到郑州大学某附属医院做肿块穿刺。病理结果显示：左乳房肿块浸润性癌。当时对我和家里人都是巨大的打击。我的情绪极度低落，我为啥得了癌症？家人孩子都离不开我，我却不能再照顾他们了，那一段辗转难眠，思虑万千……

在家人和医生的鼓励下，2017 年 1 月 10 日，我在郑州大学某附属医院做了乳房切除根治术。术后化疗 3 次。我平时胆小，做手术是鼓足最大勇气做的。但没想到，手术做完又出现了一个新的问题，刀口长不好，虽然

医生护士都很负责，每天换药3次，但刀口始终裂开着，而且左臂肿胀麻木，不能上举，双腿没劲，浑身乏力，稍微活动一下就心慌气短，体重下降了7kg，半年过去了，能用的药都用了，但刀口就是不愈合。当时我真的绝望了，那段时间我打算放弃治疗，自生自灭算了。最后医生建议我找中医看看，吃中药试试。也许真是应了那句老话"天无绝人之路"。正当我万分无助的时候，同病房的一个大姐告诉我说"你可以找中医药大学的郑玉玲教授看看"。大姐也是乳腺癌，手术后一直吃郑教授的药。她手术后乏力失眠的症状非常严重，服了中药后明显改善。

听了她的话，我很是迫切，要知道人在绝望时能看到一丝丝希望是万分幸运的事。第二天下午，也就是2017年7月4日，我来到了河南中医药大学第一附属医院国医堂，找到了郑玉玲教授。可惜的是半天只有35个号，早就预约挂完了。我悲喜交加，喜的是找到了她，悲的是没能挂上号。为了我心中的希望，我没走，一直在她门诊室外等。她是下午两点半上班，透过门缝我看到郑教授对待每一位患者都是面带微笑，很认真地倾听患者讲述，细心分析病情，最后开药。直到下午五点钟，她出来了，说是休息五分钟，趁她出来我在走廊上堵着她了，说了我的刀口一直不愈合，想请她看看，但是没有挂上号。她笑着说："好的，等挂上号的患者看完了，一定给你看看。"顿时我感觉好像自己很有精神似的。她上了卫生间，又在走廊头上休息了一下。我当时看看表4分钟，她又进诊室继续坐诊了。

医院六点下班，最后整个走廊只剩下郑玉玲教授的诊室亮着灯。我静静地等到了下午七点钟，已经超过下班时间整整一个半小时了。郑教授把挂号的患者全部看完了，她让学生把我叫了进去，看到她疲惫的身影，我发自内心地激动和感动。她仍然很有耐心地说："治病是医生的本职工作，你没挂上号，既然来了，我就会好好给你看的。"

她认真听我讲完疾病的发展和治疗过程，然后说："每一个肿瘤患者都是在经受着身体和心灵上的双重创伤，有时手术后的不良反应甚至比做手术还难受，我很理解你的感受。"我顿时放松了许多，接着她又说："你的病前期治疗很及时，方案都很好。你现在的病情控制得不错，对刀口不愈合的情况，吃一段中药调理一下吧。"我听了郑教授的一席话，心情特别放松，非常高兴，好像是重获新生一样。她给我把把脉又看看舌头，说是手术后气血亏虚，脾胃虚弱，肌肉失养造成的。她还专门让学生给我的伤口拍了照片。

2. 诊疗经过

2017年7月4日初诊：乳腺癌手术后6个月刀口不愈合，伴左臂肿胀麻木，不能上举，浑身乏力，双腿没劲，稍微活动心慌气短，身体消瘦明显；舌质淡，苔白，脉沉细无力。

诊断：左侧乳腺癌术后、化疗后刀口不愈合。

辨证：气血亏虚，肌肉失养。

治法：温阳益气，养血生肌。

方药：内补黄芪汤加味。

黄芪15g，当归12g，熟地黄12g，川芎12g，赤芍12g，白芍12g，党参20g，茯苓30g，甘草6g，麦冬15g，肉桂6g，远志15g，生姜3g，猪苓30g，泽泻12g，鸡血藤30g，桑枝12g，大枣3枚，15剂。水煎服。每日1剂。

2017年7月25日二诊：服药第7剂后，身上比原来有力了。15剂服完，刀口不那么疼了，左侧胳膊肿胀的情况也好了一点。但是刀口还是和以前一样没长好，仍时有四肢无力酸软的感觉；舌质淡，苔薄白，脉沉。

调处方如下：上方加柴胡12g，白及12g，升麻6g，天花粉12g，川牛膝12g。30剂。煎服法同上。

2017年8月29日三诊：患者诉第二个方服了10剂后，首先是双腿有劲，不像以前那样困乏了，伤口胀痛明显好转。服到第20剂，伤口开始长了。服完余下的10剂药，刀口长好了三分之二，患者感觉精神了。刀口微微胀，不注意时感觉不到，左侧上肢微胀麻木，烦躁的心情明显好转；舌质淡红，苔白，脉沉。

调整处方如下：上方去柴胡、升麻，加夏枯草15g，莪术15g。30剂。

2017年10月10日第四次复诊：患者诉服用第三次调的方到第17剂

时，刀口完全愈合了。原来身上不舒服的感觉基本没有了，唯一不适的就是刀口处有时发紧和痒，左上肢上举时有点牵扯感。饮食、睡眠均正常；舌质淡红，苔薄白，脉沉。

调整方药为：当归 15g，赤芍 12g，川芎 12g，炒白术 30g，茯苓 15g，泽泻 15g，郁金 12g，莪术 12g，夏枯草 12g，天花粉 12g，鸡血藤 30g。30 剂。

3. 辨治思路

患者以乳腺癌术后刀口不愈合为主症就诊，伴随浑身乏力、下肢酸困等症状。详察病史和当时诸多症状后认为，患者正处在更年期，本身就存在肝肾不足，脏腑功能失调的状态，痰气凝结，流滞于乳房结为肿块。手术和化疗属必要的治疗手段，但在治疗的同时也会进一步耗气伤血，损脾伤胃。气血不足，脾胃虚弱，肌肉失养，术后出现刀口久不愈合等一系列症状。根据该患者的证候，治疗原则应以温阳益气、养血生肌为主，首选内补黄芪汤为主加减治疗。

内补黄芪汤出自《外科发挥》。方中以十全大补汤去白术，加远志、麦冬两味药。临床常用其治疗因气血不足所致疮疡溃后，日久不敛，脓水清稀，肉芽不鲜等症。方中黄芪、人参、茯苓、甘草补气，其中黄芪具有很好的益气托毒之效；当归、熟地黄、白芍、川芎补血、活血；肉桂温阳益气，鼓舞气血；麦冬养阴润燥，远志祛瘀消肿。

根据这位患者体质虚弱，刀口长期不愈合，同时伴有局部肿胀较甚的情况，在选用内补黄芪汤的同时，加用五苓散以增强渗湿利水的功效，使之能更迅速地缓解患者痛苦的症状。

患者服药后体质虚弱症状很快有好转，但刀口愈合仍不理想。二诊时在原方的基础上加柴胡、升麻，进一步提升阳气；天花粉排脓消肿生肌；白及止血消肿、去腐生肌。患者服后伤口开始修复，至第四次复诊时，刀口已经完全愈合。又用当归芍药散加减，以益气养血、健脾理气为主巩固疗效。一直追踪随访，患者的精神、饮食、睡眠、体力均恢复正常。

四、丹栀逍遥散合酸枣仁汤治疗乳腺癌术后、化疗后综合征

1. 患者自述

我姓陈，女，生于 1983 年 11 月，驻马店人。

2017 年 3 月，我在洗澡时，无意间发现右边的乳房上有一个小肿块，摸着很小，不疼也不痒，也没有其他症状。但我总担心它不是个好东西，也非常害怕会得癌症。我在家里纠结了很久，在网上查了好多资料之后，最终决定去医院详细检查一下。经朋友介绍，就直接去郑州大学某附属医院看病了。

医生先让我做乳腺彩超，报告上说右乳房有一个 0.5cm×0.5cm 的结节，为了明确诊断，医生建议我再做一个病理检查。接下来的几天，都在焦急等待中度过。病理报告出来了：右乳腺低级别导管内癌。当时我心里特别难受，心想我还这么年轻，怎么就得癌症？以后可咋办啊……医生说我发现得早，只要及时治疗，预后会比较好。我就在郑州大学某附属医院做了右乳腺癌改良根治术。术后又行 TC（紫杉醇＋卡铂）方案化疗了 4 个周期。

虽然医生说手术很成功，但我在网上搜乳腺癌的相关资料时，发现有好多网站上说乳腺癌会复发，我就非常害怕，心里紧张，头晕头疼，晚上睡不好觉。由于我思想极度紧张和压抑，接下来又出现新的症状，潮热盗汗，心情急躁，总想耍脾气，睡眠极差，每天想着我的病肯定会复发，连复发后的后事都反复地想，陷在里面不能自拔，谁劝也解不开我心中的死结，我自己无法控制，家里人特别着急，拉着我寻求中医中药治疗。

2. 诊治经过

2017 年 11 月 20 日初诊：头晕头疼，非常害怕乳腺癌复发，情绪很不稳定，经常无端生气，发脾气，每日睡眠 3 小时左右，做噩梦；舌尖红，苔薄白，脉弦数。

诊断：乳腺癌术后、化疗后。

辨证：肝脾不和，肝郁气滞。

治法：疏肝解郁，健脾养血，宁心安神。

方药：丹栀逍遥散合酸枣仁汤加减。

牡丹皮 3g，炒栀子 3g，柴胡 6g，当归 30g，炒白术 15g，白芍 15g，茯苓 12g，甘草 6g，酸枣仁 30g，川芎 12g，知母 12g，蔓荆子 6g。15 剂。每日 1 剂，头煎、二煎共取药汁 400mL，分两次服。同时做患者的心理疏导工作。告诉她疾病发现得早，治疗及时，预后比较好。目前的各种症状主要和情绪有关，要做好心理调整，再服一段中药调理，治疗效果会很好的。

2017 年 12 月 18 日二诊：服药后头晕头疼症状明显好转，只有在过多运动后才感到头晕，心情也好多了，偶尔有些心慌。还有潮热盗汗的症状。舌质淡红，苔薄白，脉沉。在上方的基础上加百合 30g，浮小麦 30g。30 剂。煎服法同上。

2018 年 1 月 15 日三诊：服上方后，头晕症状进一步减轻，剧烈运动后也不怎么晕了，潮热盗汗明显好转，有时还感觉有些头痛，昨天受凉后感冒了，感觉有些口干、鼻干、口苦；舌质淡红，苔薄而干，脉浮数。

调整方药为：九味羌活汤加味。

羌活 12g，防风 6g，细辛 3g，川芎 12g，苍术 6g，白芷 6g，生地黄 15g，黄芩 9g，柴胡 9g，7 剂。煎服法同前。

2018 年 1 月 30 日四诊：服药后感冒痊愈，现在只是偶尔有些头晕，潮热盗汗完全消失，只是稍微劳累后会有些腰痛，右腋窝还有些隐隐的不舒服；舌质淡红，苔薄白，脉沉。

调整方药为：牡丹皮 3g，炒栀子 3g，柴胡 6g，当归 30g，炒白术 30g，茯苓 15g，白芍 30g，山药 15g，川楝子 9g，夏枯草 15g，王不留行籽 12g，生牡蛎 15g。28 剂。

2018 年 3 月 6 日五诊：头晕头疼完全好了，精神、饮食、大小便均正常。近来睡眠还是不太好，容易醒，还感觉身上有些烘热；舌质淡红，苔薄白，脉沉。

调整方药为：炒栀子 3g，柴胡 6g，当归 30g，炒白术 30g，茯苓 15g，白芍 15g，薄荷 3g，炒酸枣仁 30g，知母 15g，川芎 12g，延胡索 15g，夏枯草 15g，莪术 15g，郁金 15g，浮小麦 15g，百合 30g。28 剂。

3. 辨治思路

这位患者在洗澡时偶然发现乳腺上有个小结节，经过详细检查，确诊为乳腺癌，进行了手术和化疗。患者因发现早，并及时进行了治疗，预后比较好。

但患者确诊并治疗后背上了沉重的思想包袱，担心会复发。每日胡思乱想，情志抑郁，思虑过度，引起多脏腑功能紊乱，尤其是导致肝脾功能失调。肝郁则气滞，脾不运则生湿，如果不及时调理，新的病理产物如痰、瘀、湿等相聚，确实会促使复发或出现新的病证。根据患者的情况服用一些中药加上心理疏导是非常必要的。

中医对乳腺疾病的认识：早在《素问·举痛论》中就提出"百病生于气也"，气机失调，脏腑失和，痰毒瘀内停，壅阻经络，结为肿块。《知医必辨》也指出："五脏之病，肝气居多，而妇人尤甚。"女子以血为本，以气为用，易因情致不畅，忧思伤肝脾，气机失调致病。《外科正宗》认为："乳房阳明胃经，乳头厥阴肝经所属。"而脾胃互为表里，功能相辅相成，因此，乳房的疾患与肝、脾、胃功能最为密切。

从患者初诊情况看，主要症状是头晕头痛，心情不好，脾气暴躁，睡眠极差，结合乳腺癌术后，以及舌质红、脉弦的情况，辨证应属肝脾不和，肝郁气滞，郁而化热。肝藏血，主疏泄，体阴而用阳，内藏相火，当肝气不得疏泄时，久郁而化火，不仅导致脾气暴躁，还灼耗阴血，以致血虚不荣，导致头晕；脾虚不能运化水谷，化生气血，亦会导致血虚，加重头晕；因此，治宜疏肝理气、健脾养血，兼以清热泻火，方选丹栀逍遥散合酸枣仁汤加减。

逍遥散出自《太平惠民和剂局方》。方中柴胡升阳散热，顺肝木之伸展之性，使木得条达，更因其"能于顽土中疏理滞气"，故可以疏肝解郁；白芍入肝、脾二经，直接滋养营血，此为补其不足之血，且其味酸、苦，酸能敛过盛之肝气，使其返本归根；当归养血柔肝；辅以炒白术、茯苓、甘草，以达健脾以资血之化源，实脾以御肝乘。本方加牡丹皮、栀子以清热泻火。

酸枣仁汤出自《金匮要略》，方中酸枣仁养血补肝、宁心安神；茯苓宁心安神；知母滋阴润燥、清热除烦；川芎调肝血疏肝气；两方合用则疏肝健脾、清心除烦、宁心安神。加蔓荆子以清利头目。患者服后肝郁得疏，脾虚得健，心神得以安宁，头晕头疼症状减轻，睡眠好转，情绪逐渐趋于平稳。

对于乳腺癌术后的患者，在整个治疗过程中，还要兼顾原病的治疗，预防乳腺癌复发。所以，在疏肝健脾补血的基础上，又先后选用郁金、莪术、夏枯草、王不留行等化痰散结的药物。现代药理学研究证实这些药物也均具有抗肿瘤的作用。对盗汗的治疗，选用炒白术、浮小麦等，以益卫固表止汗；患者头痛腰痛时，又加用金铃子散以止痛；治疗期间，患者曾因受凉而感冒，而且又有头痛，所以选用九味羌活汤来疏风止痛，还能兼清里热；在患者睡眠不好时，又选用了酸枣仁汤、牡蛎、百合等，以安神改善睡眠。

从患者复诊的情况看，其头晕头痛及精神情绪的持续好转，证明采用疏肝解郁、健脾养血法，方选逍遥散合酸枣仁汤为主治疗的思路是对的。效不更方，在接下来的治疗中，都是以逍遥散为基础方，并根据患者新出现的一些症状，随症加减治疗，收到了满意的治疗效果。

五、丹栀逍遥散合防己黄芪汤加味治疗乳腺癌术后上肢肿胀

1. 患者自述

我姓田，女，生于 1976 年 11 月，南阳市人。

2017 年 3 月，我发现右侧乳房上有一个硬块，没有其他症状，自认为是因我平时脾气不好，易生气导致的乳腺增生。去医院做彩超检查，结果也提示是乳腺增生，医生让我回家观察。本想着做完彩超就没事了，过了一个月，我发现肿块有增大的趋势，再次来到医院做乳腺钼靶检查，这次诊断为乳腺癌。

一个月前查的是乳腺增生，怎么现在变成乳腺癌了？看到这样的检查

报告，我思想上接受不了，就去郑州大学某附属医院复查，诊断还是乳腺癌。在医生的建议下行乳腺癌根治术，术后行 GT 方案（紫杉醇＋吉西他滨）化疗。化疗 1 个周期后，我不想吃饭，食欲极差，恶心呕吐，脾气也越来越差，动不动就生气，心慌胸闷，手足肿胀、麻木，头发脱落得很厉害，我有一种生不如死的感受。家里人和朋友都让我寻求中医中药治疗。

2. 诊疗经过

2018 年 2 月 25 日初诊：主要症状是身体特别乏力，烘热汗出，情绪很不稳定，右上肢肿胀较重，食欲和睡眠都很差，伴脚趾麻木，大小便正常；舌质淡，苔微黄，脉弦。

诊断：右侧乳腺癌手术后。

辨证：气血亏虚，肝郁脾虚，湿邪阻滞。

治法：益气养血，疏肝健脾，祛湿活络。

方药：丹栀逍遥散合防己黄芪汤加味。

牡丹皮 3g，炒栀子 3g，当归 30g，柴胡 6g，茯苓 15g，炒白术 30g，炙甘草 6g，薄荷 3g，赤芍 15g，黄芪 15g，防己 12g，党参 15g，桂枝 15g，桑枝 9g，泽泻 12g，泽兰 12g，地龙 12g，鸡血藤 30g，郁金 15g，夏枯草 15g，莪术 15g，炒酸枣仁 30g，蝉蜕 12g。15 剂，水煎服，每剂药头煎、二煎共取药汁 400mL，混合后分 2 次服，上午 10 点、下午 4 点服药，每日 1 剂。

2018 年 4 月 1 日二诊：服上方后心情明显好转，体质增强，烘热汗出和睡眠均有改善，但还是睡眠浅，容易醒，右上肢肿胀也稍缓解，食欲一般，大小便正常；舌质淡红，苔薄白，脉沉。

调整方药为：上方去栀子、牡丹皮、薄荷；加生龙骨 30g，琥珀 3g。30 剂，煎服法同前。

2018 年 4 月 1 日三诊：精神、饮食基本恢复正常，睡眠明显改善，出汗减少，右上肢肿胀进一步减轻，小便正常，大便偏溏；舌质淡红，苔薄白，脉沉。

嘱其按照上方继续服用。并告诉患者，右上肢肿胀是手术时清扫淋巴结，导致淋巴液回流障碍所致，需要一段时间才能恢复。

3. 辨证思路

这位患者因发现右侧乳腺肿块而就诊，确诊乳腺癌后立即行手术治疗，为巩固疗效，术后常规化疗。在化疗期间出现胃肠道功能失调、右上肢肿胀不适、体质虚弱、情绪不稳、睡眠极差等一系列的症状，寻求中医药治疗。

该患者平素脾气急躁，肝郁不舒，处于思虑压抑的状态，肝郁伤脾，脾失健运痰湿内生，气机不畅，郁久化火，无形之气与有形之痰浊相互交凝，经络阻塞，日积月累结聚成块。辨证属肝郁脾虚，气血亏虚，湿邪阻滞。治宜疏肝健脾、调和气血、祛湿活络，方选丹栀逍遥散合防己黄芪汤加减。

逍遥散出自《太平惠民和剂局方》："治血虚劳倦，五心烦热，肢体疼痛，头目昏重，心悸颊赤，口燥咽干，发热盗汗，减食嗜卧，及血热相搏，月水不调，脐腹胀痛，寒热如疟，又疗室女血弱阴虚，荣卫不和，痰嗽潮热，肌体羸瘦，渐成骨蒸。"方中柴胡疏肝解郁，使肝气条达；芍药养血柔肝；当归甘辛苦温，养血和血；白芍酸苦微寒，养血敛阴；茯苓、白术健脾祛湿，使运化有权；稍加薄荷，疏散郁遏之气，透达肝经郁热；加牡丹皮清血中伏火，栀子又善清肝热。

因患者手术后右上肢肿胀较重，故在逍遥散的基础上合用具有补气通络、利水消肿作用的防己黄芪汤加味。方中黄芪、党参补气健脾；桂枝、桑枝温通经脉；泽泻、防己、泽兰渗湿利水；地龙通络利尿；鸡血藤补血通络；炒酸枣仁、蝉蜕安神定志；郁金、夏枯草、莪术软坚散结。在以后的随诊中又加龙骨、琥珀以镇静安神。

患者服后体质逐渐恢复，情绪稳定，饮食改善。

六、化痰降气汤合大秦艽汤加减治疗乳腺癌术后、化疗后剧咳和身痛

1. 患者自诉

我姓叶，女，生于 1964 年 12 月，漯河市人。

2016年3月，我感到左侧乳房有时胀痛，洗澡的时候在左侧乳房上摸到一个肿块。我马上到当地医院做了乳腺彩超，医生告诉我是乳腺增生，我就没有在意，也没有做任何治疗。但是我乳房胀痛的症状逐渐加重。我于2016年10月到漯河市某医院复查乳腺彩超，医生怀疑是肿瘤，让我做手术。听到可能是乳腺肿瘤，我和家人都非常担心，马上去河南省某人民医院复查。复查结果提示左乳腺癌。立即住院做了乳腺癌根治术，术后又听从医生的建议，进行常规化疗。

接受化疗以后，才发现化疗对身体的伤害特别大。我原有肝硬化和慢性支气管炎病史，身体素质不太好。随着化疗次数的增加，我的体质越来越差，因白细胞太低，只好中断化疗。接着出现全身关节疼痛，剧烈咳嗽，一次剧烈咳嗽后吐出很多血。看到自己咳吐出那么多血，特别害怕，赶紧去漯河市某医院治疗，诊断是食管静脉破裂出血，行套扎治疗后才把血止住。

后来我才知道，肝硬化会导致食管静脉曲张，剧烈咳嗽时，会增加食管静脉破裂出血的风险。接下来不论用什么办法治疗，咳嗽症状始终控制不住。在我快要绝望，放弃治疗的时候。有朋友建议我，寻求中医治疗。

2.诊疗经过

2018年3月7日初诊：主要症状是剧烈咳嗽，之前因咳吐过血，不敢咳但又忍不住，心慌胸闷，全身乏力，特别痛苦，咯白痰，痰黏难吐，全身关节疼痛，睡眠很差；舌质淡，苔白腻，脉弱。

诊断：左侧乳腺癌术后、化疗后。

辨证：气血亏虚，寒湿阻络。

治法：先化痰止咳、宣肺降逆，后行益气养血、通络止痛。

方药：化痰降气汤加减。

陈皮12g，清半夏12g，茯苓15g，炙甘草6g，全瓜蒌12g，黄连3g，旋覆花12g，石菖蒲15g，远志12g，炙麻黄9g，炙杏仁12g，紫苏子15g，桑白皮12g。15剂。水煎服，每剂药头煎、二煎共取药汁400mL，混合后分2次服，上午10点、下午4点服药，每日1剂。

2018 年 3 月 25 日二诊：服用上方后咳嗽、咯痰明显减轻，食欲增加，精神好转，睡眠改善，还是感到全身乏力，关节疼痛，面色苍白，怕冷；舌质淡，苔薄白，脉沉无力。

上方加人参 10g，麦冬 30g，五味子 12g，当归 30g。30 剂。煎服法同上。

2018 年 4 月 22 日三诊：服上方后，咳嗽症状基本缓解，遇到凉气偶尔咳嗽，伴少量白痰，体质逐渐恢复，饮食、睡眠均有明显改善。活动量大时还会心慌，目前主要是关节疼痛，偶有腹泻现象；舌质淡红，苔白，脉沉。

调整方药为：大秦艽汤加减。

秦艽 30g，党参 15g，炒白术 30g，茯苓 15g，炙甘草 6g，熟地黄 30g，当归 30g，川芎 12g，芍药 12g，羌活 12g，独活 12g，防风 6g，白芷 3g，细辛 3g，黄芩 6g，郁金 15g，莪术 15g，酸枣仁 30g，炙麻黄 9g，炙杏仁 12g。30 剂。

2018 年 6 月 3 日四诊：服用完这次中药后，全身关节疼痛明显缓解，心慌乏力明显减轻，基本上不咳嗽了，还是有点怕冷，饮食睡眠均恢复正常；舌淡红，苔白，脉沉。

调整方药如下：桂枝 12g，白芍 9g，知母 12g，炙麻黄 9g，制附子 6g，生姜 15g，甘草 6g，炒白术 30g，防风 6g，细辛 3g，鸡血藤 30g，郁金 15g，莪术 15g。30 剂。

3. 辨治思路

这位患者先因左侧乳房胀痛及乳房肿块，确诊为乳腺癌后即行手术治疗，术后又多次化疗。因患者原有肝硬化和气管炎病史，体质比较差，所以手术后恢复缓慢。术后化疗虽属必须，但是化疗的副作用使患者的体质更加虚弱，白细胞过低而终止化疗。随后出现剧烈咳嗽，因咳甚导致食管静脉破裂出血，全身关节疼痛，转而寻求中医药治疗。

根据这位患者的病情，治疗上分为三个阶段：第一阶段以宣肺降逆、化痰止咳为法，以控制咳嗽为主；第二阶段以益气养血、通络止痛为法，以治疗患者的全身疼痛为主；第三阶段以温阳益气、化痰散结为法，以恢复患者的正气和脏腑功能，提高抗病能力。

第一阶段选用了化痰降气汤加味。方中陈皮、半夏、茯苓、甘草祛湿化痰、理气和中；旋覆花、全瓜蒌宽中理气、化痰降逆；石菖蒲、远志化湿开胃、豁痰镇咳，小量黄连清热祛痰。加麻黄、杏仁、紫苏子、桑白皮增强宣肺降逆、化痰止咳的功效；患者服后咳嗽症状明显减轻。二诊时加人参、麦冬、五味子、当归益气养血、敛肺生津。服后因咳嗽而引发的症状逐渐缓解，第一阶段获得较好的疗效.

第二阶段选用大秦艽汤加味。主要治疗患者的全身疼痛。该患者在治疗过程中出现的全身疼痛主要是气血亏虚，风寒之邪侵袭所致。癌病日久必耗伤人体气血，加之手术及化疗等治疗，均会损伤正气。正气亏损，营血虚弱，风寒之邪乘虚侵入机体，停滞于经络关节之间，以致营卫不和，气血阻滞，经络闭阻，肢体筋脉拘急失养，从而导致关节疼痛。在治疗上宜选用养血活血、祛风散寒、和营止痛的治疗方法。

大秦艽汤出自《素问病机气宜保命集》。方中秦艽、羌活、独活、防风、白芷、细辛祛风散邪、活络止痛；在祛风通络的同时，方中既有补气健脾的党参、白术、茯苓、甘草；又有补血活血的当归、白芍、熟地黄、川芎；为防风邪郁而化热，再适当配伍黄芩等以达清热目的。加郁金、莪术以理气散结；酸枣仁以安神定志。炙麻黄、炙杏仁以宣肺止咳。经过上方治疗，患者关节疼痛明显减轻，纳差乏力以及舌脉等都明显好转，说明经过治疗后气血得养，经络畅通，所以患者全身疼痛逐渐缓解。

第三阶段选用桂枝芍药知母汤加味。桂枝芍药知母汤出自《金匮要略·中风历节病脉证并治》。方中桂枝透营达卫、解肌发表、温通经脉；白芍与桂枝配伍，调和营卫、敛阴止痛；知母既能养阴，又可防止辛散药物伤阴；麻黄、附子不仅祛内外之寒邪，还具有显著的通络止痛的作用；防风散一身之风邪，白术除一身之湿邪；生姜、甘草和胃调中。同时生姜也可助麻黄以散寒；麻黄、桂枝、附子合用，则温经散寒之效倍增。诸药合用，则表里兼顾，和营止痛，温散而不伤阴，养阴而不碍阳。方中加细辛以加强搜寒祛风之力；加鸡血藤以补血、活血、通络；郁金、莪术软坚散结。

经过以上分段施治，抓住主要矛盾和病机，患者主要痛苦症状逐渐消失，体质增强，达到了理想的治疗效果。

卵 巢 癌

卵巢癌是妇女生殖系统最常见的恶性肿瘤之一，近年来其发病率、死亡率均呈逐渐上升趋势。据 2019 年 1 月国家癌症中心的统计数字显示：女性每年死亡病例卵巢癌在第 10 位，约 2.5 万人，占全部恶性肿瘤死亡的 2.91%。

中医古籍文献中没有卵巢癌这一病名，对其症状的描述多见于"肠覃""癥瘕""鼓胀"等病证中。《灵枢·水胀》中记载："……癖而内着，恶气乃起，息肉乃生，其始生也，大如鸡卵，稍以益大，至其成，如怀子之状，久者离岁，按之则坚，推之则移，月事以时下，此其候也。"隋·巢元方《诸病源候论》记载："若积引岁月，人即柴瘦，腹转大，遂致死。"历代医家详细描述的腹部肿块，初起时如鸡蛋大，渐次长大，形似怀孕，经年之后，肿物按之硬，但推之能移动，月经按期来潮，患此病的人皆骨瘦如柴、腹部鼓胀等，和卵巢癌患者腹部肿块、逐渐出现腹水、恶病质、治疗效果差，预后不良极为相似。

中医学认为，形成卵巢癌的病因主要是饮食不节、生活不规律，加之压力过大，长期处于高度紧张状态，情志不得舒畅。以上诸多因素相合，致脏腑功能失调，尤其是严重影响了肝、脾、肾三脏的正常功能，肝郁不舒则气滞，脾虚失运则痰生，肾不温化则水邪泛滥。气滞血瘀，痰水互结，瘀毒不化结于少腹而发为本病。西医学认为卵巢癌的发病原因非常复杂，与外源性化学制品、病毒感染、长期高动物蛋白饮食、家族遗传、晚婚不育、肥胖等因素有关。

目前对本病的治疗应采用中西医结合的方法。西医学的手术、放疗、化疗均能在短时间内控制病情的发展，但其复发率较高，放、化疗的副作用很大。期间配合中医中药能有效地提高手术、放化疗的疗效，提高患者身体的耐受力，减轻其对身体的伤害。

笔者在临床上接诊的卵巢癌患者均是晚期，均是经手术、放化疗后治疗失败或因治疗造成后遗症的患者。对这些患者采用中医中药的方法能有效地减轻患者的痛苦，提高生活质量，延长生存期。

一、桂枝茯苓丸合防己黄芪汤加味治疗卵巢癌术后、化疗后腹股沟剧烈疼痛

1. 患者自述

我姓王，女，生于 1965 年 5 月，家住许昌市襄城县。

2016 年 3 月无明显原因出现肚脐以下疼痛，范围有手掌大小。有时是胀痛，有时是闷疼，虽然有疼痛症状，但能忍受，不影响我的生活和工作。当时我在一家饭店打工就没有重视。

2016 年 4 月 15 日我突然肚子疼得直不起腰，而且小腹发胀，敲着跟鼓似的，我实在忍不住了，赶紧去当地县医院。医生让我做彩超、查血等检查。结果出来后，医生对我家属说情况不好，让赶紧去省里医院再检查。第二天我们来到了河南省某医院，经过一系列检查后确诊为"卵巢癌"。当时我心情极度低落，心想得了癌症，肯定活不久了，决定放弃。但河南省这家医院医生很有耐心地开导我，说只要及时手术治疗，还是很有希望的。最后在家人和医生的鼓励下，我选择了手术治疗，行"子宫、双侧附件及腹膜后淋巴结清扫术"。术后病理检查结果：左侧卵巢低分化腺癌 Ⅱ 期。术后 DP 方案（多西他赛＋卡铂）化疗 7 次，乌苯美司胶囊每日 1 次，30mg，化疗后服用 10 天。

化疗的副作用让我特别难受，浑身无力，下肢发软，最让我痛苦的是出现双侧腹股沟处肿胀疼痛，肚脐以下发硬、胀痛不适，阴道有黄色分泌物。尤其是小便时腹股沟出现剧烈疼痛，真是痛不欲生。我实在忍受不了，后来，还是这家医院的医生说这些症状通过吃中药可以减轻，我就寻求中医中药治疗了。

2. 诊疗经过

2016 年 10 月 10 日初诊：当时主要是双侧腹股沟处肿胀疼痛，肚脐以下发硬、胀痛不适，阴道有黄色分泌物，每次小便时腹股沟剧烈疼痛。没有食欲，心情急躁，睡眠很差；舌质暗，苔薄白，舌边有瘀斑，脉沉紧。

诊断：左侧卵巢腺癌术后、化疗后。

辨证：气血亏虚，湿瘀蕴结。

治法：益气养血，化湿活瘀。

方药：桂枝茯苓丸合防己黄芪汤加减。

桂枝 15g，茯苓 15g，牡丹皮 6g，赤芍 15g，桃仁 15g，黄芪 15g，当归 30g，防己 12g，炙甘草 6g，白术 30g，柴胡 6g，延胡索 12g，土茯苓 30g，炒莱菔子 15g。15 剂。水煎服，早晚两次分服，每日 1 剂。

2016 年 12 月 6 日二诊：服上方后，全身乏力症状有所减轻，排小便时腹股沟疼痛明显好转，睡眠也明显好转。就是阴道还有黄色分泌物，左侧腹股沟能摸到肿大淋巴结。在原方基础上加夏枯草 30g，郁金 15g，莪术 15g，川牛膝 30g，猪苓 30g。30 剂。煎服法同上。

2017 年 2 月 6 日三诊：肚脐下胀痛基本消失，两侧腹股沟处还有轻度肿疼，阴道分泌物没有了，睡眠好转，但食欲不好，偶尔会腰酸，有时候出现小便尿不尽的感觉；舌淡苔白，脉沉细。复查肿瘤标志物：CA125、HE4ROMA1、ROMA2 均正常。

调整方药为：熟地黄 30g，山萸肉 15g，牡丹皮 3g，山药 30g，茯苓 15g，泽泻 12g，肉桂 6g，制附子 6g，川牛膝 12g，车前子 12g，猪苓 30g，桂枝 9g，焦山楂、炒麦芽、焦神曲各 15g，炒酸枣仁 15g。30 剂。水煎服，日 1 剂，早晚两次分服。

这 30 剂药服完后，患者除了小腿部有一点肿以外，其他症状均缓解。

3. 辨治思路

本患者为卵巢癌术后、化疗后。主要症状是双侧腹股沟处肿胀疼痛，肚脐以下发硬、胀痛不适，阴道有黄色分泌物，小便时腹股沟疼痛加剧，重度乏力，舌边有瘀点，脉沉紧。根据患者的症状与体征，辨证属术后、化疗后气血亏虚，湿瘀蕴结，气机阻滞。治疗采用益气养血、化湿消瘀、行气止痛为治疗大法。先选桂枝茯苓丸合防己黄芪汤加减，诸症减轻后再用济生肾气丸治疗。

《金匮要略·妇人妊娠病脉证并治》中提到："妇人宿有癥病，经断未及三月，而得漏下不止，胎动于脐上者，为癥痼害。妊娠六月动者，前三月经水利时，胎也。下血者，后断三月，衃也。所以血不止者，其癥不去故也，当下其癥，桂枝茯苓丸主之。"本条是论述妊娠与癥病的鉴别及癥病漏下的治疗，而近年来的临床研究表明，此方的应用已不限于妊娠。凡经、胎、产病由癥块引起者均可用之。桂枝茯苓丸方由桂枝、茯苓、牡丹皮、芍药、桃仁组成。方中桂枝温经通阳，以促血脉运行而散瘀为君；白芍养肝和营、缓急止痛，赤芍活血化瘀消癥为臣；桃仁、牡丹皮活血化瘀为佐；茯苓健脾益气、宁心安神，与桂枝同用，温阳开结为使。诸药合用，共奏活血化瘀、消癥散结之效。

现代药理学研究证实：桂枝茯苓丸具有抑制血小板聚集、降低全血黏度、缓解子宫痉挛、镇痛等作用，还能改善微循环，增强机体免疫力，抑制慢性增生性炎症，并具有扩张外周血管、降低血压及抗炎、利水等功效。此处用之针对患者"痛"之主症效佳。

防己黄芪汤出自《金匮要略》："风湿，脉浮身重，汗出恶风者，防己黄芪汤主之。"此处用之主要取其益气健脾利水之功效。患者术后出现黄色分泌物且小便痛，是气虚湿毒之邪蕴结所致，方中以防己、黄芪共为君药，防己祛风行水、黄芪益气利水，两者相合，利水除湿而不伤正，益气固表而不恋邪，使水湿俱去，表虚得固；白术为臣药，主要取其补气健脾祛湿，既助防己祛湿行水之功，又增黄芪益气之力；佐入姜、枣调和营卫，甘草和中，兼可调和诸药，是为佐使之用。方中加柴胡、延胡索意在疏肝条达、理气止痛，《本草纲目》中归纳延胡索有"活血、利气、止痛、通小便"四大功效，并推崇延胡索"能行血中气滞，故专治一身上下诸痛"；上方加土茯苓、莱菔子，解毒除湿、下气消痞，《滇南本草》云土茯苓"治五淋白浊，兼治杨梅疮毒、丹毒"。此乃治疗和预防妇科肿瘤湿热毒邪的首选药。

患者服药后疼痛好转，说明桂枝茯苓丸合防己黄芪汤起到了益气消肿、化瘀止痛的功效。此时患者腹股沟有肿大淋巴结，且阴道还有分泌物，说明湿、痰、热之邪仍在，故加用夏枯草、郁金、莪术，既能祛湿化痰，又能软坚散结。加用川牛膝，是取《药品化义》所载："牛膝，味甘能补，带涩能敛，兼苦直下……瘀血阻滞，癥瘕凝结，妇人经闭，产后恶阻，取其活血下行之功也。"《用药心法》记载："猪苓，苦以泄滞，甘以助阳，淡以利窍，故能除湿利小便。"此时用牛膝、猪苓加大了利湿排毒、泄热祛瘀功效。

患者第三次复诊时痛止肿消，精神饮食明显好转，说明患者正气逐渐恢复，瘀毒湿邪也渐消。但患者舌淡苔白，脉沉细，腰部微酸，小便淋沥，提示气化不利、湿邪未尽。此时选用济生肾气丸为主加减。方中地黄滋补肾阴，少加肉桂、附子助命门之火以温阳化气，乃"阴中求阳"之意；山茱萸、山药补肝益脾，化生精血；牛膝滋阴益肾；泽泻、茯苓利水渗湿，并可防地黄之滋腻；牡丹皮清肝泄热，车前子清热利湿。诸药共奏温肾化气、利水消肿之功。患者食欲不振，加用焦山楂、炒麦芽、焦神曲以健脾和胃，以调后天之本。

纵观整个治疗过程，始终围绕血瘀湿盛的病机展开，首先化瘀利水消肿，以攻其邪盛之象，待湿瘀之邪退后又以调整脏腑功能、温化水湿之法扶正。最终达到了邪去正复、脏腑调和的目的。

二、当归芍药散加味治疗卵巢癌化疗后重度腹痛

1. 患者自述

我姓李，女，生于 1953 年，家住周口市郸城县。

2017 年 7 月我无意中发现小腹部有个包块，面对这个突如其来的包块，我非常紧张。我立即去乡卫生院做超声检查，医生说盆腔有个肿物，具体是什么性质，他们也不清楚，让我去县医院详细检查一下。我在家人的陪同下，来到郸城县某医院就诊，复查彩超提示子宫肌瘤，伴有少量盆腔积液，但左侧附件区有一低回声包块，怀疑是恶性的。当我得知可能是癌症

时，特别恐慌。我之前从未出现任何不适，怎么突然间就得癌症了。在家人的宽慰下，我决定好好配合治疗，并在 2017 年 7 月 14 日在郸城县某医院行"子宫全切术 + 双侧附件切除术 + 阑尾切除术"。术后病理诊断：卵巢浆液性癌。术后医生建议我进行化疗以防止复发转移。

化疗期间，我出现严重的腹痛，恶心呕吐、食欲下降，乏力，头晕目眩，体质迅速消瘦，我感觉整个人已经支撑不下去了。家人特别着急，四处打听，决定寻求中医中药治疗。

2. 诊疗经过

2017 年 10 月 31 日初诊：患者主要症状是左侧腹部疼痛，严重影响饮食和睡眠，乏力严重，头晕目眩，食欲下降，大、小便正常；舌质淡白，苔薄，脉弦细。

诊断：卵巢浆液性癌术后、化疗后。

辨证：肝脾不和，气血亏虚，气机阻滞。

治法：疏肝健脾，益气养血，缓急止痛。

方药：当归芍药散加味。

当归 30g，白芍 30g，炒白术 30g，茯苓 15g，泽泻 12g，川芎 12g，炙甘草 15g，延胡索 15g，炒麦芽 15g。15 剂。水煎服，每剂药头煎、二煎共取药汁 400mL，混合后分 2 次服，上午 10 点、下午 4 点服药，每日 1 剂。

2017 年 11 月 16 日二诊：服上方后腹痛明显好转，食欲增加，睡眠好转，腹疼减轻后心情也轻松一些，但经常头晕，活动后头晕加重，大、小便正常；舌质淡，苔薄，脉弦细。

调整方药为：上方加太子参 30g，鸡血藤 30g，天麻 15g，葛根 15g，川芎 12g。30 剂。煎服法同前。

2018 年 1 月 30 日三诊：腹痛基本消失，头晕明显好转，自觉体质较前有很大进步，饮食恢复正常；舌质淡红，苔薄白，脉沉。

嘱患者按照上方继续服用 30 剂，巩固疗效，无不适时可以停药观察。加强饮食调理，定期复查。

3. 辨治思路

这位患者因腹部包块就诊，确诊卵巢癌后立即行手术治疗，后因化疗过程中出现严重腹痛，寻求中医药治疗。

卵巢癌确诊后，西医学采用手术切除和化疗预防复发，是必须且疗效确定的。但手术和化疗对身体、脏腑的损伤也是明显的，尤其是化疗对脾胃功能有较大的影响。肝失条达，气机不畅，气滞则血瘀；脾虚失运，则水湿内生，血瘀湿聚，气机不通，不通则痛，出现腹部的严重疼痛，因痛又引发诸多不适。治疗宜疏肝健脾和中、益气养血止痛，选用当归芍药散加味治之。

当归芍药散出自《金匮要略》，主治"妇人怀娠，腹中疠痛"，以及妇人杂病"腹中诸疾痛"，由当归、芍药、茯苓、白术、川芎、泽泻组成。方中当归甘补辛散，苦泄温通，质润而不腻，有养血活血之力；白芍味苦甘而酸，性微寒而柔润，主入肝经，功专养血柔肝，能敛肝气、护肝阴，而令气不妄行；川芎辛温而燥，善于行走，有活血行气之效；白术甘苦而温燥，主入脾经，功专健脾燥湿，助脾胃之健运，以促生化之源，使气血充盛而诸疾无从以生；茯苓甘淡而平，淡渗利湿，且能补脾益心；泽泻甘淡而寒，淡能渗湿，寒能清热，功能泻肾经之火、利膀胱之湿；白芍养肝血敛肝阴以藏之，白术益脾气助脾阳以运之，二药相伍，一阴一阳，刚柔相济，取得柔肝健脾之功；当归配伍川芎，活血、养血、行血三者并举，且润燥相济，当归之润可制川芎辛燥，川芎辛燥又防当归之腻，使祛瘀而不耗伤气血，养血而免致血壅气滞，共奏活血祛瘀、养血和血之功。泽泻得茯苓，利水无伤脾气；茯苓得泽泻，利水除湿之功倍增。二药合用，脾运湿化，水道通调，利水渗湿之效颇佳。纵观全方，肝脾并调，气血兼顾，养血行滞，健脾除湿，祛瘀生新，寓攻于补。为加强止痛之力，加用炙甘草，和芍药形成芍药甘草汤缓急止痛；加延胡索以温中活血止痛；加麦芽以和中健胃止痛。

以后在随诊过程中，患者腹痛虽好转，但头晕、乏力症状仍在，辨证属于气血亏虚，不能上荣清窍所致，因此，治疗时不仅重用太子参、川芎等益气养血的药物，还选用天麻、葛根等升阳之品，以载药上行，使气血上荣脑窍。患者服用症状明显缓解，身体逐渐恢复正常。

三、大效紫菀丸治疗晚期卵巢癌术后、化疗后腹痛、头痛、腹水

1. 患者自述

我姓刘，女，生于1970年9月，家住洛阳市区。

从2016年12月初开始，我的体重就莫名其妙往下降，整个人呈进行性消瘦。12月26日又突然出现腹胀、腹痛，随后至河南科技大学某附属医院就诊。到医院后，查腹部超声提示腹腔、盆腔大量积液。医生说我病情很重，直接让我住院治疗。住院期间，做腹部CT检查：双侧附件区占位，考虑恶性肿瘤，大网膜、盆腔结节均有转移，肝左叶低密度影，考虑转移。因腹水量大，住院后就开始腹腔穿刺置管引流，腹水脱落细胞学检查可见成团片状肿瘤细胞，免疫组化提示来源卵巢。确诊为卵巢癌腹腔广泛转移、肝转移。考虑到已经发生转移，手术切除治疗不仅不能根治，对身体伤害也大，就没有手术治疗，而是进行腹腔灌注顺铂，联合多西他赛化疗。化疗5个疗程后，腹痛、腹胀明显改善，复查CT也提示双侧附件区占位较前病变缩小，盆腔积液消失，双侧腹股沟淋巴结缩小。看到复查结果，我非常高兴，以为病好了，就没有再继续巩固治疗。

2017年9月中旬，突然间我又出现腹胀、腹痛，伴有胸闷等不适。又去河南科技大学某附属医院就诊。复查腹部彩超提示腹腔、盆腔大量积液。再次住院行腹腔穿刺引流、交替腹腔灌注并联合全身化疗。因化疗副作用大，于2017年10月更换"吉西他滨＋顺铂"方案化疗。用药后腹水明显减少，病情好转后，于2018年1月开始口服"卡培他滨＋阿帕替尼"治疗。

经过反复治疗，我腹痛、腹水、腹胀的症状仍经常发作。而且化疗的副作用一次比一次大，我的身体状况也越来越差。最近还经常头痛，有时痛得非常厉害，需要口服止痛药，甚至自己感觉支撑不下去了。这时，有

很多病友推荐我用中医药的方法治疗。

2.诊治经过

2018年3月26日初诊：患者主要是右腹部肿块处疼痛伴严重的腹胀和便秘，经常需要用番泻叶泡茶来通便，中度腹水，身体消瘦，特别乏力，晚上睡觉时头痛，痛处不固定，有时会疼醒；舌质淡暗，有瘀斑，苔白腻，脉细无力。

诊断：晚期卵巢癌伴肝脏及腹腔广泛转移。

辨证：气血虚衰，痰瘀互结，寒热错杂。

治法：益气养血，化痰活瘀，寒热平调。

方药：大效紫菀丸加减。

紫菀30g，党参30g，白术30g，茯苓30g，甘草6g，当归30g，熟地黄30g，柴胡9g，麦冬30g，桔梗9g，干姜15g，防风6g，防己12g，川椒6g，大黄6g，厚朴12g，车前子12g，黄连6g，吴茱萸3g，肉苁蓉30g，肉豆蔻12g，石菖蒲30g，羌活12g，煅龙骨、煅牡蛎各15g，葶苈子12g，蔓荆子6g，川芎12g，藁本9g，生姜6g。6剂。水煎服。每日1剂。嘱咐患者记录每次服药后的病情变化。

2018年4月2日二诊：服用第一剂中药，没有明显感觉。服用完第二剂中药，患者大便通了，头痛的症状开始减轻。服用第三剂中药后，睡眠质量改善，头痛症状明显减轻，夜间疼醒的症状消失，腹部疼痛明显减轻。到服完第四剂中药，偶有头痛，夜间腹部疼痛症状消失，白天疼痛的症状也减轻。服完第五剂中药时，只有轻微头痛，睡眠质量很好。服用完这6剂中药，腹部疼痛的症状明显减轻。期间复查彩超示提示腹水3.5cm，也较前减少。现在头痛、腹痛等症状明显减轻，头部偶尔会有间歇性刺痛，稍有腹胀。在上方的基础上干姜改为生姜15g。继续服用30剂。

2018年4月23日三诊：服用这一个月的药后，患者腹痛、头痛的症状基本消失，但近来睡觉时容易醒，醒后难以复眠，睡眠紊乱；舌质淡红，苔薄腻，脉沉。

上方去藁本和蔓荆子，加炒酸枣仁30g，夜交藤15g，合欢花12g，蝉蜕 12g，浮小麦 30g，30 剂。煎服法同上。

2018 年 5 月 28 日四诊：服药后，睡眠有明显改善，身体恢复得很好。但把藁本和蔓荆子去掉后又开始出现头痛症状。舌质淡红，苔薄白，脉沉。

上方加上藁本 9g，蔓荆子 12g，蜈蚣 3g，僵蚕 12g，鳖甲 30g。30 剂。

经随访，该患者于 2018 年 11 月因脏器衰竭去世。

3. 辨治思路

这位患者最初因消瘦、腹胀、腹痛而就诊，行腹部彩超及腹水脱落细胞学检查后，确诊为晚期卵巢癌伴肝脏、腹腔广泛转移。开始化疗取的较好的疗效。复发后再次化疗效果欠佳，并出现严重的腹部疼痛和头痛，寻求中医药治疗。

该患者确诊卵巢癌时，已经伴有多发转移和大量腹水，属于晚期卵巢癌。恶性癌肿最易耗伤正气，西医学对此病的治疗主要是手术、化疗、免疫治疗等。早期手术治疗是首选，治愈率很高。但由于卵巢癌位置隐匿，早期症状不明显，待症状明显，体征典型时，大多已经是晚期，失去了手术机会。只能选择全身化疗或配合腹腔灌注化疗。初化疗时大多数晚期卵巢癌在短期内能有效缓解症状，但易耐药，易复发。再次化疗时效果差。同时反复化疗对患者身体的损伤也很重。所以化疗时结合中医中药的扶正治疗，非常必要。

根据这位患者就诊时已经出现正气大亏，邪毒极盛的情况，选用了具有攻补兼施、寒热并用的大效紫菀丸加减。

大效紫菀丸出自《鸡峰普济方》。原方由紫菀、党参、白术、茯苓、甘草、当归、熟地黄、柴胡、麦冬、桔梗、干姜、防风、防己、川椒、大黄、厚朴、车前子、黄连、槟榔、吴茱萸、肉苁蓉、肉豆蔻、石菖蒲、羌活、茯神、巴豆、乌头、猪牙皂角组成。该方记载可以用于治疗正气亏虚，积聚癖块等复杂病症。但近些年这个方在临床上用得比较少。

我在学习大效紫菀丸的理法方药时，感到这个方剂虽然药味很多，但组方严谨，配伍精当，可以将其看作由《金匮要略》记载的薯蓣丸、己椒苈黄丸和温经汤等经方加减后的合方，扶正和祛邪的功能都非常强。因此，这个方特别适用于治疗气血阴阳俱虚、寒热错杂、痰瘀互结的重证。方中紫菀辛散，能宣肺降气、肃肺安内、疏利二便，小便利而腹水消，大便通而便秘除。正如《医宗必读》所载："紫菀虽入至高，善于下趋，使气化及于州都，小便自利。"《药品化义》亦记载："因其紫菀体润，善能滋肾，盖肾主二便，以此润大便燥结，利小便短赤，开发阴阳，宣通壅滞，大有神功。"

方中党参、白术、茯苓、甘草、当归、熟地黄、柴胡、麦冬、桔梗、干姜、防风等，可以看作由薯蓣丸加减而来，补益一身气血，调节一身气机；防己、川椒、大黄则由己椒苈黄丸加减而来，并配伍车前子、槟榔、巴豆以增强逐水的作用；当归、吴茱萸、麦冬、干姜等，似蕴含温经汤之意，养血祛瘀，配伍温中行气的肉豆蔻，则气通血行，加强活血祛瘀之功；党参、当归、麦冬、熟地黄、大黄、厚朴，可以理解成新加黄龙汤的加减，配伍益精润肠之肉苁蓉；石菖蒲、茯神安神，羌活止痛，共奏止痛安神之效；最后用苦寒之黄连，不仅能防止温燥太过而伤阴，配伍吴茱萸后亦可舒肝和胃。

原方中的巴豆、猪牙皂角、乌头三味药，我未使用。

根据患者头痛较重，痛无定处，选用羌活、蔓荆子、藁本以疏风散寒止痛；头痛影响睡眠或睡眠功能紊乱时，选择石菖蒲、茯神、煅龙骨、煅牡蛎、炒酸枣仁、合欢花、夜交藤、蝉蜕等具有安神作用的药物以改善睡眠。该患者属于恶性肿瘤，出现左腹部剧痛后，选用软坚散结的虫类药物，如蜈蚣、僵蚕、鳖甲等。

经过上述方药的调治，该患者腹痛、便秘等症状已基本消失，腹水明显减少，头痛症状基本控制。虽然患者没能长期生存，但经过辨证用药后，缓解了痛苦的症状，使患者的生活质量有所改善。同时通过对该患者的治疗，进一步验证了经方、古方的有效性，尤其是在改善临床症状、缓解痛苦、提高生活质量方面，更具有独特优势。因此，对于作为中华民族瑰宝的中医药，我们临床工作者不仅要去学习、继承和发展，更要将之发扬光大。

子宫颈癌

　　子宫颈癌是已婚妇女中常见的恶性肿瘤之一。近年来，随着生活水平的提高，卫生条件、医疗条件的改善，更重要的是广泛开展的宫颈癌的普查普治和预防宫颈癌疫苗的问世，宫颈癌的发病率和死亡率均呈显著下降趋势。

　　目前在所有的癌症病因研究中，对引发宫颈癌的病因比较清楚，女性感染人乳头状病毒（HPV）是引发宫颈癌变的主要原因，据此产生了能抗这种病毒的疫苗。

　　由于治疗手段的不断进步，目前早期宫颈癌的根治率很高。即使是中、晚期患者，经过中西医结合治疗，也能获得较好的远期疗效。

　　近些年在门诊接诊的宫颈癌患者中，绝大多数是经过手术、放疗、化疗后的患者。因使用这些治疗手段引发的副作用比较多，出现下肢水肿、腹泻、腹痛等症状，采用中医中药的方法，可明显缓解以上痛苦的症状，提高患者的生活质量。

一、五积散加味治疗晚期宫颈癌淋巴结转移

1. 患者自述

　　我姓许，女，生于 1968 年 11 月，现住周口市西华县。

　　2014 年 5 月 16 日发现月经淋漓不尽，当时无腰痛及其他不舒服症状，自行口服止血药物无明显效果，遂就诊于漯河市某医院。做宫颈活组织检查后诊断为宫颈癌。于 2014 年 6 月 3 日在漯河市某医院行经腹腔镜下子宫、卵巢全切术，术中发现腹股沟淋巴结转移。2014 年 6 月 23 日到河南省某医院行放疗、化疗。其间体质迅速下降，全身状态很差，但我还是坚持完成了整个疗程。让我崩溃的是在放、化疗后刚一年，我的体质还没有恢

复，又发现纵隔淋巴结转移。我和家人决定寻求中医中药治疗。至今坚持服用中药2年多，身体明显好转。病情稳定，未再发现其他部位的转移。

2.诊疗经过

2016年1月17日初诊：主要症状是咳嗽，胸闷，吐白痰，左腹股沟疼痛，全身乏力，消瘦明显，食欲很差，小便减少，大便正常；舌体胖大，苔白，舌边齿痕明显，脉沉细无力。

诊断：宫颈癌术后、放化疗后淋巴结转移。

辨证：气血亏虚，痰湿蕴结。

治法：益气养血，祛湿化痰。

方药：五积散加味。

黄芪15g，当归30g，川芎12g，白芍15g，陈皮12g，茯苓15g，姜半夏15g，苍术15g，生姜10g，炙麻黄10g，白芷6g，肉桂6g，厚朴9g，桔梗12g，枳壳6g，焦山楂、炒麦芽、焦神曲各15g。15剂。每剂加水900mL，浸泡50分钟，头煎50分钟，取汁260mL。二煎加水300mL，煎30分钟，取汁140mL，两汁混匀，分两次服药。每次服200mL。上午10点服药，下午4点服药，每日1剂。

2016年2月28日二诊：服上方后，胸闷、咳嗽症状明显减轻，乏力症状好转，食欲增加。最近出现颈背部及上肢疼痛，咽喉发痒，咯吐白痰，二便调，血常规检查白细胞低；舌淡，苔白。守上方黄芪加至30g，葛根30g，桂枝12g。30剂。煎服法同上。

2016年4月10日三诊：服上方1个月，精神、饮食、睡眠均好转，体重增加5斤。自觉左下肢串痛，咯白痰，二便正常；舌淡红，苔薄白。腹部CT提示有肝囊肿，双肺少许炎性病变，甲状腺肿大伴多发结节。守上方加郁金12g，夏枯草15g，莪术15g，浙贝母15g。30剂。

2016年6月12日四诊：最近出现左颈部肿疼，发热，左侧腹股沟隐痛，咯白痰，质黏，左眼酸沉，饮食睡眠正常，二便调；舌质淡红，苔白，脉沉。查胸部CT：纵隔淋巴结较前无变化。

调整方药为：党参15g，当归30g，鸡血藤30g，炒白术30g，茯苓

15g，姜半夏 12g，石上柏 15g，浙贝母 15g，夏枯草 15g，郁金 15g，皂刺 15g，柴胡 9g，焦山楂、炒麦芽、焦神曲各 15g。15 剂。

2016 年 7 月 17 日五诊：最近又出现咳嗽，咯稀白痰，量不多，时有胸闷、气短，饮食睡眠正常，二便正常，左小腿酸沉仍存在。

调整方药为：炙麻黄 10g，杏仁 12g，甘草 3g，苏子 12g，茯苓 30g，陈皮 15g，桑白皮 15g，土茯苓 15g，郁金 15g，夏枯草 30g，半枝莲 12g。15 剂。

2016 年 8 月 21 日六诊：服上方后，咳嗽明显减轻，有时吐白痰，左腿麻，左腿根部酸沉，这段睡眠不好，半夜易醒。上方加鸡血藤 30g，炒酸枣仁 30g，川牛膝 30g。30 剂。

2016 年 12 月 11 日七诊：服上方后咳嗽吐痰症状完全消失，睡眠有改善，仍感全身乏力，左足跟部疼痛、麻木，足背有烧灼感，饮食正常。1 周前复查 WBC3.0×10^9/L，胸部 CT 提示：纵隔淋巴结较前缩小；舌淡，苔厚腻，舌边有齿痕。

调整方药为：砂仁 12g，炒白术 30g，茯苓 15g，炒薏苡仁 30g，陈皮 12g，独活 12g，桑寄生 15g，秦艽 12g，防风 6g，川芎 12g，当归 30g，川牛膝 15g，夏枯草 30g，郁金 15g，莪术 15g，鸡血藤 30g，络石藤 15g。30 剂。

2017 年 1 月 15 日八诊：全身乏力有改善，足跟麻木减轻，烧灼感仍有，左脚跟痛，站久加重，休息减轻，夜间双腿抽搐，最近又出现咳嗽，吐痰稀，色白，舌质淡。守上方加炙麻黄 12g，柴胡 6g。30 剂。

2017 年 2 月 19 日九诊：咳嗽好转，最近睡眠比较差，不易入睡。左侧锁骨部偶有窜痛，食欲尚可，二便正常。上方加炒酸枣仁 30g，柏子仁 15g。30 剂。

2017 年 3 月 19 日十诊：近 1 周来睡眠明显改善，但阴天时全身困痛，右肩酸重，纳眠可，二便调；舌淡红，苔白，脉沉。上方加羌活 15g，独活 15g。30 剂。

2017 年 4 月 23 日十一诊：上方服后，全身困疼缓解，有时左下腹痛，左足跟和右肩右腋窝疼痛，睡眠、饮食恢复正常，二便正常。彩超提示：

双颈淋巴结稍大，甲状腺有两个小结节。舌淡红、苔稍厚，脉沉。

调整方药为：柴胡 6g，赤芍、白芍各 12g，川芎 9g，枳实 6g，陈皮 12g，醋香附 12g，鸡血藤 30g，络石藤 15g，海风藤 15g，延胡索 12g，土茯苓 15g，白花蛇舌草 12g，莪术 15g，夏枯草 30g。30 剂。

2017 年 6 月 4 日十二诊：服上方后，其他症状均有好转，有时双下肢腓肠肌酸重，左足跟麻木，大便不成形。舌淡有齿痕，苔腻，脉沉。腹部 B 超提示盆腔有少量积液。上方增加黄芪 15g，当归 30g，炒白术 30g，泽泻 12g。30 剂。

2017 年 7 月 9 日十三诊：最近出现腰部酸沉，小腹隐痛，左足跟偶有疼痛，肛门肿痛，纳眠可，二便正常；舌淡红，苔白，脉细数。

调整方药为：独活 15g，桑寄生 30g，秦艽 12g，防风 6g，细辛 3g，川芎 12g，当归 30g，茯苓 15g，桂枝 6g，鸡血藤 30g，川牛膝 15g，土茯苓 15g，山慈菇 12g，郁金 15g，莪术 15g。30 剂。

2017 年 8 月 20 日十四诊：服上方后小腹痛，左足跟痛已消失，腰部酸重时轻时重，口酸，余无特殊；舌淡红，有齿痕，苔厚腻。上方加柴胡 6g，海风藤 30g，生姜 5g，30 剂，煎服法同上。

2017 年 9 月 24 日十五诊：腰痛时轻时重，有时下肢酸困沉重，余无特殊。舌质淡红，苔白稍腻，脉沉。上方加木瓜 15g，炒薏苡仁 30g。30 剂。

2017 年 10 月 22 日十六诊：还是感到腰痛，向下肢放射，但不影响每天散步，有时痰多，易咯。精神、饮食、睡眠均正常；舌淡暗，苔白，脉沉。

调整方药为：桃仁 12g，红花 12g，当归 30g，川芎 12g，熟地黄 30g，赤芍、白芍各 30g，秦艽 12g，羌活 12g，地龙 12g，乳香 12g，没药 12g，醋香附 15g，独活 9g，鸡血藤 30g，薏苡仁 30g。30 剂，煎服法同上。

2017 年 11 月 26 日：上方服后。腰痛及向下肢放射症状明显减轻，精神、饮食、睡眠均正常。各项复查指标也都正常。守上方加太子参 30g。30 剂，煎服法同上。

3. 辨治思路

患者因月经淋漓不止，做相关专科检查，确诊为宫颈癌。诊断明确后立即行子宫及附件全切术。术中发现有腹股沟淋巴结转移，术后即行放疗及多个疗程的化疗。手术、放化疗后一年出现纵隔淋巴结转移，因体质太差而寻求中医中药治疗。

对这位患者而言，采取及时手术及术后放、化疗手段都是正确的。但是手术只是切除了局部的肿瘤，机体内环境的紊乱并没有纠正；术后的放、化疗对身体多脏腑的功能也都有比较大的影响，身体免疫力下降，所以很快又出现了纵隔的转移。

中医辨证属正虚邪盛，气血亏虚，脏腑失调，同时又有上焦和下焦的痰湿蕴结。

根据患者初次就诊时的证候选用理气活血、化痰消积的五积散加味。五积散出自《太平惠民和剂局方》。方中当归、白芍、川芎补血和血理血；陈皮、茯苓、半夏理胃气、渗湿邪、化痰湿；苍术、白芷燥湿强脾；干姜、生姜温中散寒；枳壳、厚朴理气降逆；麻黄、桔梗化痰散结。上方加黄芪以益气固表，焦山楂、炒麦芽、焦神曲健胃消食。患者服后，体质逐渐恢复，胸闷咳嗽及腹股沟疼痛等症状均有明显缓解。待正气修复，逐步加大消痰散结解毒的药物，如夏枯草、郁金、莪术、贝母、土茯苓、白花蛇舌草、半枝莲等。

在治疗过程中，根据患者出现的腰酸痛、足跟部疼痛、麻木、舌暗等症状，辨证为肾虚湿毒瘀滞所致，先后选用独活寄生汤和身痛逐瘀汤加减，取得较好的疗效。

经过中药调理两年多后，患者不适症状基本消失，各项检查指标也均在正常范围。

二、补中益气汤合芍药汤加减治疗宫颈癌放射性直肠炎

1. 患者自述

我姓张，女，生于1982年6月，商丘虞城人。

我从2018年2月开始出现白带量较前增多，伴有腰酸及双下肢疼痛。去当地医院查彩超提示：盆腔少量积液，子宫颈体增大，回声不均匀。查

HPU–DNA 分型示 HPV16 高危型；TCH 示高级别鳞状上皮内病变。随后经郑州大学某附属医院详细检查，确诊为宫颈癌。并于同年 3 月 15 日行 "腹腔镜下盆腔淋巴结清扫术＋腹主动脉旁淋巴结清扫术＋双侧卵巢移位术＋盆腔粘连松解术"。病理检查：宫颈鳞状细胞癌，淋巴结未见转移。手术后又放射治疗 32 次。我自己感到手术切除了肿瘤，又加上放射治疗，应该没问题了，但没有想到突然出现腹泻，肛门下坠，里急后重，双下肢酸沉麻木，非常痛苦。赶紧到医院找原来给我做治疗的医生看病。他说我是放射性直肠炎，目前他那里没有太好的办法，他建议我寻求中医中药治疗。

2. 诊疗经过

2018 年 5 月 15 日初诊：主要症状是腹泻，每日 5～7 次，肛门下坠，里急后重，排气后腹部稍舒服，双下肢酸沉、麻木，食欲和睡眠都很差，小便正常；舌体胖大，边有齿痕，苔腻，脉沉。

诊断：子宫颈鳞状细胞癌术后，放疗后。

辨证：脾虚下陷，湿毒蕴结。

治法：健脾益气，利湿解毒。

方药：补中益气汤合芍药汤加减。

党参 30g，黄芪 15g，当归 30g，陈皮 12g，炒白术 30g，升麻 20g，柴胡 6g，白芍 12g，槟榔 6g，大黄 3g，黄芩 3g，黄连 3g，肉桂 6g，木香 3g，炙甘草 6g，生姜 6g。14 剂。水煎服，每剂药头煎、二煎共取药汁 400mL，混合后分 2 次服，上午 10 点、下午 4 点服药，每日 1 剂。

2018 年 6 月 5 日二诊：服上方后腹泻减轻，每日大便 3～4 次，肛门下坠、里急后重均明显缓解。仍感双下肢酸沉，会阴部肿胀，睡眠很差，尿急，尿道疼痛；舌体胖大，边有齿痕，苔薄腻，脉沉。

上方加炒酸枣仁 30g，夜交藤 15g，桂枝 15g，防己 15g，车前子 15g。21 剂，煎服法同前。

2018 年 6 月 26 日三诊：大便次数每日 2 次左右，肛门下坠、里急后重基本缓解。双下肢酸沉明显缓解，阴道分泌物增多，会阴部肿胀减轻，食欲好转，睡眠改善；舌淡红，苔薄白，脉沉。

上方去防己、槟榔、黄连、肉桂。加猪苓 30g，白芷 6g，薏苡仁 30g。30 剂，煎服法同前。

3. 辨治思路

这位患者因白带异常增多，伴腰酸及双下肢疼痛而就诊，完善相关检查后，确诊为子宫颈鳞癌。诊断明确后立即行手术治疗，术后又进行放射治疗，因出现放射性直肠炎的症状转寻中医中药治疗。

结合患者的病史，该患者出现的腹泻、肛门下坠、里急后重等症状是因放射热毒损伤肠道所致。患者身重乏力，食欲不振，双下肢酸沉，会阴部肿胀等，考虑为气血亏虚，气虚下陷，脏腑失养。治疗选用具有补气健脾、升阳益胃作用的补中益气汤合具有清热燥湿、厚肠止利作用的芍药汤加减治疗。

补中益气汤出自《内外伤辨惑论》。方中黄芪补中益气、升阳举陷；党参、白术、炙甘草补气健脾；当归养血和营；柴胡、升麻升阳举陷；陈皮理气和胃，使补药不滞。

芍药汤出自《素问病机气宜保命集》。方中黄芩、黄连清热燥湿解毒；白芍缓急止痛、养血和营；当归养血活血；木香、槟榔、大黄行气清肠导滞；肉桂防连、芩、大黄过寒伤胃。加生姜和胃止呕。

患者经过上方治疗后，腹泻、里急后重、肛门下坠的症状很快缓解。在治疗过程中，针对兼证加减用药，如患者睡眠差加炒酸枣仁、夜交藤以养心安神；下肢酸沉、会阴肿胀加用防己、桂枝、车前子温经利水消肿。患者体质逐渐恢复，精神好转。此后在顾护正气的同时，又选用猪苓、白芷、薏苡仁以解毒利湿，清理下焦湿毒。经过一段中药治疗后，患者不适症状逐渐好转，取得满意的临床效果。

三、补阳还五汤合五苓散治疗宫颈癌术后、放疗后下肢重度肿胀

1. 患者自述

我姓孙，女，生于 1975 年 12 月，郑州市人。

我在 2017 年 1 月初同房后发现阴道出血。到郑州市某人民医院就诊。查 TCT 提示：高级别鳞状上皮内病变，HPV16（＋），宫颈活检诊断为宫颈鳞状细胞癌。确诊宫颈癌后，就去郑州大学某附属医院就诊。并于 2017年 3 月 10 日行"机器人辅助腹腔镜广泛子宫切除术＋右侧附件切除＋右侧卵巢切除＋盆腔淋巴结清除术"。病理示：（宫颈）低分化癌，宫颈癌 I B1期，免疫学标未显示特异性，组织学形态倾向鳞状细胞癌，浸润深度为宫颈全层。手术后为防止复发转移，进行放疗和化疗。

待化疗、放疗结束时，我特别高兴，心想终于熬过了最难受的一段，可以好好休息一下了。没想到在一次稍劳累后出现双下肢水肿，晨起和上午肿胀轻一些，下午和晚上睡前腿肿得特别粗，看着肿胀的腿，我就想哭，还伴有双手麻木等不适，非常痛苦。到医院找原来的医生看，他说是手术和放疗的后遗症。给我开点利尿药，并让我穿上很紧的裤袜。我用了一段时间，效果不好。为此我特别苦恼，没有食欲，睡眠很差，体质越来越差。我很绝望，不知道该怎么治疗我肿胀的腿。后经病友介绍，开始服用中药治疗。

2.诊疗经过

2018 年 5 月 29 日初诊：主要症状是双下肢水肿，晨起减轻，下午加重，让患者褪下裤子视之，双下肢肿胀严重，皮肤偏暗，触之表皮较硬，按之凹陷不明显，以胀为主。左侧腹股沟原引流管处疼痛，伴有双手麻木，自觉烦躁，食欲差，睡眠不好，大小便正常；舌质淡，苔薄白腻，脉滑。

诊断：子宫颈鳞状细胞癌术后、放化疗后。

辨证：气虚血瘀，湿热下注。

治法：益气活血，利湿解毒。

方药：补阳还五汤合五苓散加减。

黄芪 30g，桃仁 12g，红花 12g，川芎 12g，当归 30g，赤芍 12g，地龙 12g，桂枝 20g，白术 30g，泽泻 12g，猪苓 30g，茯苓 30g，苍术 12g，川牛膝 15g，炒薏苡仁 30g，黄柏 6g，鸡血藤 30g，柴胡 6g。15 剂。水煎服，每剂药头煎、二煎共取药汁 400mL，混合后分 2 次服，上午 10 点、下午 4

点服药，每日 1 剂。

2018 年 6 月 16 日二诊：服上方 3 剂后下肢肿胀开始减轻，服药 10 剂时肿胀明显减轻。让患者褪下裤子视之，下肢肿胀较前显著减轻。皮肤颜色也有好转。患者自述左侧腹股沟引流管处疼痛有缓解，食欲增加，腿肿减轻后，患者心情好转，睡眠也随之好转。偶有乳房胀痛，双手麻木；舌质淡红，苔薄白，脉沉。

上方桂枝增至 30g，加木瓜 15g，桑枝 10g，吴茱萸 10g。30 剂。

2018 年 7 月 10 日三诊：双下肢肿胀明显减轻，但久坐或久站时会加重。患者精神、饮食、睡眠、二便均正常；舌质淡红，苔薄白，脉沉。

嘱咐患者按上方继续服用 30 剂。并注意适当运动，不可劳累。

3. 辨治思路

这位患者因同房后发现阴道出血而就诊。确诊宫颈癌后立即行手术和放、化疗。后因出现双下肢严重肿胀、双手麻木而寻求中医药治疗。

患者初次就诊时双下肢肿胀明显，双手麻木。结合患者病史及治疗经过，中医辨证属术后、放化疗致气虚血瘀，湿热下注所致，治疗以益气活血、利湿解毒为法，选用补阳还五汤合五苓散加味。

补阳还五汤出自《医林改错》。方中黄芪补脾肺之气，使气旺血行，瘀去络通；当归补血活血；川芎、赤芍、桃仁、红花活血通络；地龙通经活络，力专善行。补阳还五汤是补气、活血、通络的名方，但利湿解毒，需要根据这位患者的病情合用五苓散和四妙散。

五苓散出自《伤寒论》，具有温阳化气、利湿行水的功能。方中桂枝温阳化气、温通经脉；猪苓、茯苓、泽泻利水而不伤阴；白术健脾祛湿。为加强两方利湿解毒的功效，加黄柏、薏苡仁、苍术、牛膝利湿解毒、活络通经，引药下行；又加鸡血藤补血活血通络；柴胡疏肝解郁。以上诸药共奏益气活血通络、温阳利水消肿之效。患者服用后下肢肿胀明显减轻，由此而引发的诸症逐渐缓解。在以后的复诊中，又加用木瓜、桑枝、吴茱萸更增理气祛湿通络的功能。经过治疗，显著提高了患者的生活质量。

子宫内膜癌

子宫内膜癌是女性生殖系统较常见的恶性肿瘤之一，好发于围绝经期和绝经后女性。其主要临床表现是不规则的阴道出血和排液量的增加，出血量多为少量或中量，晚期出血可夹杂有烂肉样组织。阴道排液多呈血性液体物或浆液性分泌物，常有恶臭味。晚期可出现疼痛，常呈顽固性和进行性加重。

中医学认为，子宫内膜癌的发病与先天禀赋不足，尤其肝肾亏虚有关；其次与后天失调，内伤七情，伤及肝脾两脏有关。肝郁脾虚，气滞血瘀，痰湿蕴结，流注下焦，伤及冲任二脉，待天癸将竭或已竭时，胞宫空虚，邪毒乘虚聚于胞宫发为本病。所以本病属本虚标实，虚实夹杂证。

西医学对其发病原因尚不明确。认为与雌激素分泌异常、胆固醇代谢障碍、遗传等有关。分为雌激素依赖型和非激素依赖型。雌激素依赖型绝大多数为子宫内膜样癌，少部分为黏液性癌；非激素依赖型有浆液性癌和透明细胞癌。目前对子宫内膜癌的诊断不难，确诊主要依靠病理组织检查。

西医学对子宫内膜癌的治疗，主要根据疾病的病变范围和组织学类型、年龄、身体状况等制定方案。原则是能手术切除尽量手术，术后辅助放、化疗。中医中药适合各期患者，同时和手术、放化疗配合可显著提高患者的耐受性，减轻毒副作用，延缓生存期。

济生肾气丸合五苓散加味治疗子宫内膜癌术后下肢重度肿胀

1. 患者自述

我姓齐，女，生于1972年9月，河南新郑人。

我是2016年8月出现月经量多，伴大量血块，只隔十几天又来月经。

我自己感觉到不正常，去郑州大学某附属医院做检查。彩色超声提示，子宫内膜不规则增厚。又做 MRI 提示子宫占位。宫腔镜活检结果：子宫内膜癌变。诊断结果出来后，对我和家人震动很大。马上住院做了腹腔镜下子宫附件切除术，还做了淋巴结清扫术。术后病理：子宫内膜癌，淋巴未见转移。

手术以后虽然体质很虚弱，但我和家人也都很高兴，因为终于切除了病灶，体质慢慢恢复就可以了。但没有想到术后不久出现双下肢肿胀发硬的症状，而且肿胀越来越重，走路感到腿特别沉重，非常难受。赶紧又去医院看，医生说是因为手术淋巴清扫后导致淋巴回流受阻所致，目前没有什么好办法，他们建议找中医看看，并推荐了河南中医药大学的郑教授。

2. 诊治经过

2016 年 12 月 27 日初诊：手术后身体虚弱，头晕乏力，食欲不好，双下肢肿胀严重，早晨及上午稍轻，下午加重，走路摇摇晃晃，已经影响了生活质量；舌质淡，苔白，脉沉。

诊断：子宫内膜癌术后双下肢肿胀。

辨证：脾肾阳虚，水湿阻滞。

治法：温肾化气，益气养血，利水消肿。

方药：济生肾气丸合五苓散加味。

制附子 9g，肉桂 12g，熟地黄 12g，怀山药 15g，山萸肉 30g，牡丹皮 6g，茯苓 30g，泽泻 15g，川牛膝 15g，车前子 12g，猪苓 30g，炒白术 15g，黄芪 15g，当归 30g，鸡血藤 30g，焦山楂、炒麦芽、焦神曲各 15g。15 剂。附子和其他药物分开泡，附子先煎一个小时后再加其他药。头煎、二煎共取中药汁 400mL，分两次服药，每次服 200mL。上午 10 点服药，下午 4 点服药。每日 1 剂。

2017 年 3 月 7 日二诊：上方服后体力明显恢复，双下肢肿胀明显减轻。患者和家属非常高兴，说没有想到中药效果这么好。嘱按上方继续服用。30 剂。煎服法同上。

2017 年 6 月 20 日三诊：服药后体力基本恢复正常，双下肢肿胀进一步减轻，食欲较前增加，就是夜里有点失眠，眼涩想睡又睡不着。上方附子减至 6g，肉桂减至 6g，车前子减至 9g，加炒酸枣仁 30g，百合 30g。30 剂。

2017 年 9 月 19 日四诊：双下肢基本恢复正常，有时腰酸，走路多或累着下肢会有轻度肿胀的情况，其他均正常。舌质淡红，苔薄白，脉沉。最近复查结果，CA125 8.78(正常)，彩超提示：脂肪肝，胆囊壁毛糙，左肾囊肿，子宫切除术后，盆腔未见明显占位性病变。血常规检查均正常。嘱患者按上方继续服药。

2017 年 10 月 24 日五诊：精神、饮食均好，可以做家务，偶尔劳累时腿有点硬，入睡困难，大小便均正常；舌质淡红，苔薄白，脉沉有力。

调整方药为：熟地黄 15g，山萸肉 12g，山药 30g，泽泻 12g，牡丹皮 3g，茯苓 15g，桂枝 6g，桑寄生 30g，川牛膝 15g，木瓜 15g，鸡血藤 30g，炒酸枣仁 30g，百合 30g。30 剂。煎服法同上。嘱患者间断服用上方。

3. 辨治思路

该患者因不规则阴道出血，及时就诊于郑州大学某附属医院，完善各项检查，明确诊断为子宫内膜癌并及时手术治疗。术后因淋巴结清扫导致下肢淋巴液回流受阻，出现严重的下肢肿胀，影响生活质量，寻求中医中药治疗。

妇科肿瘤术后、放疗后出现下肢水肿是临床上常见的症状，严重影响患者身体的恢复和生活质量。西医学认为主要是淋巴回流障碍引起。其原因：①手术清扫盆腔淋巴结后引起的淋巴回流障碍；②放疗引起的淋巴回流障碍。有学者认为手术是淋巴水肿的始发因素，包括根治性子宫切除术和腹股沟、盆腔淋巴结清除术，尤其是后者。放疗能够损坏淋巴系统，导致淋巴水肿，特别是在机体损伤的基础上。手术与放疗结合导致肢体淋巴水肿比单纯手术或单纯放疗都高，且水肿出现得早。目前西医对其尚无有确切疗效的药物。

中医把其归属于"水肿"范畴。这类患者水肿的特点，主要是腰以下肢体肿甚。中医认为腰部以下，属肾所主，胞宫所系。手术损及胞宫，毁及经络，致肾虚主水的功能受到影响，水液气化运行失常，水湿壅聚出现腰以下肿。根据患者的情况，主要是尽快缓解手术后双下肢水肿的症状，减轻因此而引发的痛苦，提高生活质量。

这位患者平素脾肾亏虚，导致月经量大且间隔时间短，又因湿毒下注，蕴结胞宫出现瘤块。虽经手术切除瘤体，但患者脾肾亏虚的病机并没有改变，又加之手术损伤经络，水道受阻出现了双下肢重度肿胀的情况。选用具有温肾化气、利水消肿的济生肾气丸合五苓散加味。

济生肾气丸出自《张氏医通》，由金匮肾气丸加牛膝、车前子而成。方中附子、肉桂温肾助阳、温化水湿；熟地黄、山萸肉、山药补肾填精，伍附桂阴中求阳；牡丹皮、茯苓、泽泻健脾渗湿；牛膝补肝肾、强腰膝，引药下行；车前子清利水湿。

五苓散出自《伤寒论》，原为蓄水证而设，由太阳表邪不解，循经传腑，导致膀胱气化不利，而成太阳经腑同病。本方具有显著的利水渗湿、温阳化气的功效。方中泽泻直达肾与膀胱利水渗湿；猪苓、茯苓淡渗利水；白术健脾化湿；桂枝温阳化气以助利水。两方合用温补脾肾、化湿利水的功效显著增强。在以上基础上加黄芪益气温通，当归补血通经，焦山楂、炒麦芽、焦神曲和胃开胃。患者服后，短期即获良效。待肾阳得补，水湿得化，下肢肿胀逐渐缓解后，减少附子、肉桂、车前子用量。加桑寄生、木瓜、鸡血藤以补肝肾、化湿气、补血通络。患者目前精神、饮食、睡眠均好，两下肢基本恢复正常，劳累后仍会出现轻度肿胀，休息后好转。目前仍坚持间断服中药调理。

子宫内膜间质肉瘤

子宫内膜间质肉瘤是指来源于子宫内膜间质细胞的肿瘤，主要表现为不规则阴道流血，阴道排液量增加，腹痛，因经常出血常伴有贫血。根据临床特征和组织学分为两类：高度恶性子宫内膜间质肉瘤和低度恶性子宫内膜间质肉瘤。前者恶性程度高，治疗效果差，易转移，病程短，预后差；后者病情发展缓慢，预后较好。

根据其临床症状，子宫内膜间质肉瘤多归属于中医"崩漏""癥瘕"等病证的范畴。认为形成本病的原因多是饮食不节，嗜食膏粱厚味及辛辣之物；或外感邪毒，内伤七情，情志长期压抑导致肝脾功能失调，肝郁不舒则气滞，脾虚失运则痰生，痰湿蕴结，日久不解，流注下焦，损及冲任二脉，痰湿瘀毒聚于胞宫发为本病。

中医对本病的治疗原则：早、中期以疏肝解郁、健脾化湿、清热解毒为主；晚期以健脾补肾、化湿解毒为主。西医学对本病的治疗主要以手术为主，辅助放疗和化疗手段。采用中西医结合的方法能明显提高患者的体质，提高手术和放、化疗的效果。

八珍汤合逍遥散加味治疗子宫内膜间质肉瘤术后化疗后综合征

1. 患者自述

我姓耿，女，生于 1983 年 7 月，家住登封市。

2015 年 10 月，我的月经出现不正常，刚来没几天就又来，量也不多，时不时有点小腹部痛。有一天夜里突然小腹部疼得厉害，赶紧到我们职工医院看病，做了 B 超检查，没发现异常。到 12 月份感觉月经时间长，一直淋淋漓漓不断，就又去职工医院看病，B 超发现有子宫肌瘤。当时开了止血药，服后出血止住了。这次引起了我的重视：以前没有子宫肌瘤怎么两个月就发现子宫肌瘤？

我去洛阳某医院复查，做腹部超声，又做了宫腔镜检查也说是子宫肌瘤，建议做手术。当时我还想只切除肌瘤就行了，不用切子宫。可是手术中医生所看到的瘤体像是恶性肿瘤，赶紧和我家人沟通，并做快速病理检查，确诊是子宫内膜间质肉瘤。当即改变手术方案，把子宫附件全切了。手术后，我和家人还不放心，想着再确诊一下，拿着手术后的病理切片又去河南省某医院确诊，结果还是子宫内膜间质肉瘤。术后在洛阳某医院打了6个疗程化疗。化疗反应特别重，一点饭也吃不下去，呕吐得厉害，白细胞很低，每次都得打升白针才能使白细胞升一点，体质特别虚弱。

医院的大夫说治疗这个病，西医就是手术和化疗，这都做完了，没其他办法了，推荐我们看中医，服中药调理。

2. 诊疗经过

2017年1月10日初诊：化疗刚结束，体质很差，全身乏力严重，走不远就累得气喘吁吁，情绪很不稳定，容易急躁发火，经常一阵阵地出汗，食欲很差，睡眠不好；舌质淡白，苔白，脉沉细无力。

诊断：子宫内膜间质肉瘤术后、化疗后。

辨证：气血亏虚，肝郁脾虚。

治法：益气养血，疏肝健脾。

方药：八珍汤合逍遥散加味。

人参10g，炒白术15g，茯苓15g，炙甘草6g，当归30g，川芎12g，白芍12g，熟地黄15g，柴胡6g，薄荷3g，浮小麦30g，百合30g，炒酸枣仁30g，焦山楂、炒麦芽、焦神曲各15g。15剂。每剂药加水800mL，泡药40分钟。头煎、二煎共取中药汁400mL，分两次服药，每次服200mL。上午10点服药，下午4点服药，每日1剂。

2017年1月24日二诊：服上方后，全身乏力的症状有改善，急躁出汗的症状明显好转。嘱患者按照上方继续服用。30剂，煎服法同上。

2017年2月21日三诊：服药后效果不错，整体都有好转，不过最近几天有点胸闷、心慌，天天害怕肿瘤脑部转移。这些症状是因患者经常上网查，看到有转移的病例就恐惧，属于思想太紧张，导致肝郁不舒，心脉瘀阻。给患者做心理辅导的同时，上方加丹参12g，三七3g。30剂。

2017年3月28日四诊：服用上次的药效果很好，胸闷、心慌消失了，患者也学着调理情绪，现在能积极面对疾病，配合治疗。最近出现夜里盗汗，醒了发现衣服都湿透了。做了全面复查，各项指标均在正常范围。

上方加煅龙骨15g，煅牡蛎15g，桂枝9g。30剂。

2017年5月9日五诊：服上次的药后夜里盗汗很快就改善，现在没有其他不舒服，饮食、睡眠均正常。最近复查发现有胆结石。调整处方：上方去浮小麦、煅龙骨、煅牡蛎，加鸡内金15g，郁金15g，海金沙12g。30剂。

2017年7月11日六诊：乏力低烧，食欲差，有时恶心，右上腹隐隐作痛。舌质稍红，苔薄黄稍腻，脉弦滑。

调整方药为：陈皮12g，清半夏12g，茯苓15g，炙甘草6g，枳实9g，姜竹茹15g，青蒿6g，黄芩3g，柴胡10g，浮小麦30g，五味子12g，郁金15g，鸡内金15g，金钱草12g，海金沙12g，土茯苓12g。30剂。

2017年9月19日七诊：上方服后，体温恢复正常，乏力症状消失，食欲好转；舌质淡红，苔薄白，脉沉。复查腹部B超提示：胆结石6mm。嘱患者按照上方继续服用，30剂。

2018年2月13日八诊：目前精神、饮食、睡眠均正常，没有什么不舒服，有时还是怕复发转移。嘱其再服一段时间中药。

调整方药为：当归30g，赤芍、白芍各15g，川芎12g，炒白术30g，茯苓15g，泽泻12g，黄柏3g，苍术12g，川牛膝12g，炒薏苡仁30g，土茯苓15g，苦参12g，莪术12g，浮小麦30g。30剂，嘱患者可以间断服药。

3. 辨治思路

该患者因阴道不规则出血伴下腹部疼痛，手术病理检查确诊为子宫内膜间质肉瘤。术后化疗6个周期，出现严重的化疗反应。全身乏力，体质迅速下降，情绪不稳定，就诊于中医。

　　该患者自诉平时容易急躁，情绪不稳。以上因素会致肝郁不舒，脾胃失和，痰湿瘀血聚于下焦发为本病。虽经手术切除局部病灶，但长期形成的脏腑功能紊乱，气血不和，痰湿血瘀的情况没有得到纠正。根据临床证候，先选用具有气血双补的八珍汤合疏肝健脾的逍遥散。在治疗过程中根据患者出现湿热蕴结于胆胃的情况又选用了蒿芩清胆汤。患者体质基本恢复后，以当归芍药散合四妙散收功。期间根据患者出现的症状随证加减：如出现精神紧张，心脉瘀阻的症状，加丹参、三七；出现夜间盗汗，营卫不和的症状加煅龙骨、煅牡蛎、桂枝；发现胆结石加海金沙、郁金、鸡内金等。整个过程始终以扶正为主，兼以祛邪，标本同治取得较好的疗效。

前列腺癌

前列腺癌是指发生在前列腺的上皮性恶性肿瘤。近年来，我国前列腺癌的发病率呈逐渐上升趋势。2019年1月，国家癌症中心发布的中国恶性肿瘤发病和死亡分析报告显示：前列腺癌占全国男性肿瘤发病第6位，每年新发病例约7.2万，占3.35%。居全国男性恶性肿瘤死亡第10位，每年死亡病例约3.1万，占2.09%。

这一数据和我国20世纪70年代部分城市不完全统计的数字相比，其发病率和死亡率呈显著增长趋势。如上海市1972—1974年统计，前列腺癌的调整发病率为0.482/10万男性，占男性恶性肿瘤发病率的0.28%～0.32%，排在第35位。

根据其临床出现的进行性排尿困难、尿频、尿急、夜尿增多，甚至血尿、尿失禁等症状，前列腺癌多被归属于"癃闭""淋证"等病证中。对本病治疗经久不愈又出现全身疼痛及体质衰弱者，将其归属于"痛证""虚劳"等病证中。

对其病因病机的研究，中医认为属男性年事已高，脏腑功能逐渐减弱，尤其是肝肾功能不足，肝主疏泄，与二便通畅有关；肾司二便，与二便固摄有关。若有以上年龄因素再加饮食不节，嗜食膏粱厚味辛辣之品，房劳过度，情志抑郁等因素，致湿热蕴结，瘀毒内生，聚结于下部发为本病。西医学认为本病的发生与高龄、家族遗传、饮食习惯，尤其是高脂肪饮食、性活动较多有关。

随着医疗条件的改善，前列腺癌的明确诊断较容易。根据患者的年龄、体质、有无并发症等因素，分别选用手术、局部微创、激素疗法、放疗、化疗等手段。中医中药适用于各期患者。对本病的治疗常以疏肝补肾、清热利湿、活瘀解毒为法。根据患者的不同情况选用六味地黄丸、知柏地黄丸、金匮肾气丸、丹栀逍遥丸、八正散、萆薢分清饮、四妙散等方药加减治疗。尤其和手术、放化疗等治疗手段结合起来，在减少并发症，缓解痛苦，提高患者的生活质量方面有显著的疗效。

六味地黄丸加味治疗前列腺癌术后尿血

1. 患者自述

我姓鲁，男，生于 1957 年 7 月。在武汉某大型国有企业工作。

我于 2016 年 10 月体检时，发现 PSA（前列腺特异抗原）偏高，正常值小于 4，我是 7.63，但未引起我的注意。直到 2017 年 3 月，到医院复查，此时的结果提示 PSA 5.15，fPSA 0.49，fPSA/tPSA 0.10。随后至武汉大学某医院泌尿科住院治疗，经核磁共振及穿刺活检后，确认为前列腺癌 (Gleason 评分：3+4=7/10 分，WHO 分级：2/5 级)，并伴有双侧睾丸鞘膜积液，重度泌尿道感染。2017 年 4 月 19 日，由该院泌尿科主任给我做了腹腔镜下前列腺癌根治术。

2017 年 5 月 13 日出院，出院后未服任何药物和放、化疗治疗。术后的症状主要是尿中经常带血，小便量少，次数多，控制不住，而且全身不舒服。2017 年 5 月 20 日复查 PSA 在正常范围。为缓解尿血症状，防止复发，我慕名来到河南郑州寻求中医看病。

2. 治疗经过

2017 年 6 月 4 日初诊：小便经常带血，小便量少，次数多，控制不住，口干口渴，但同时又手脚冰凉，双脚只有穿上冬天的厚袜子，才感觉好些，时有腹痛和颈肩部痛；舌质淡，苔少稍干，脉沉细数。

诊断： 前列腺癌术后尿血。

辨证： 肾气不固，虚热内扰。

治法： 补肾固本，养阴清热。

方药： 六味地黄丸加味。

熟地黄 15g，怀山药 15g，山萸肉 15g，茯苓 12g，牡丹皮 6g，泽泻

12g，桂枝 15g，南沙参、北沙参各 15g，麦冬 30g，石斛 15g，芦根 15g，白茅根 30g，大小蓟各 9g。取 7 剂。水煎服，每剂药头煎、二煎共取药汁 400mL，混合后分 2 次服，上午 10 点、下午 4 点服药，每日 1 剂。

2017 年 6 月 11 日二诊：服药后小便出血和小便次数明显减少，最主要是能控制住了，腹部疼痛也明显减轻，手和脚不凉了，厚袜子不用穿了，偶有肠鸣，半夜口干，睡眠比较差。患者特别高兴，连连说没有想到中医药效果这么神奇！

上方加酸枣仁 30g，炒白术 30g，15 剂。煎服法同上。

2017 年 6 月 25 日三诊：原来尿血和小便不适的症状基本消失。6 月 20 日复查的 PSA 增高很快，由原来的 0.008 达到 0.05。

调整方药为：熟地黄 15g，山药 30g，山茱萸 15g，泽泻 12g，牡丹皮 6g，茯苓 15g，土茯苓 15g，郁金 15g，莪术 12g，乌药 12g，白花蛇舌草 12g，陈皮 12g。30 剂。

2017 年 7 月 30 日四诊：上方服后，2017 年 7 月初额头及双耳下部生出很多小包，几天后自行消失；双脚跟内侧有 4cm 的地方痒，用手搔抓后，也会起很多小包，还会流水，也是几天后消失。7 月 20 日复查：PSA 已经下降到了 0.029。但患者的颈部及双肩仍然有疼痛。

调整方药为：熟地黄 15g，山药 30g，山茱萸 15g，泽泻 12g，鸡血藤 15g，桑枝 12g，羌活 12g，牡丹皮 6g，茯苓 15g，土茯苓 15g，郁金 15g，莪术 12g，乌药 12g，白花蛇舌草 12g，陈皮 12g。35 剂。

2017 年 9 月 10 日五诊：近几天感觉腹股沟、腹部及阴部又出现疼痛，并伴腹胀；舌质淡，苔白，脉沉。八月中旬在武汉某医院复查核磁共振显示：未见肿瘤复发，双侧睾丸鞘膜有积液。复查 PSA 小于 0.008。

调整方药为：熟地黄 15g，怀山药 30g，山萸肉 15g，泽泻 12g，牡丹皮 3g，茯苓 15g，川牛膝 12g，车前草 15g，制附子 6g，桂枝 12g，延胡索 12g，白芍 9g，厚朴 12g。15 剂。

2017 年 9 月 24 日六诊：服上方后，腹股沟、腹部及阴部疼痛明显减轻，右手掌发麻，半夜两点半到四点间就醒了。最近外痔复发了；舌质淡红，苔薄白，脉沉。

调整方药为：上方去附子、桂枝，加鸡血藤 30g，酸枣仁 30g，苦参 12g，黄芩 6g。15 剂。

2017 年 10 月 15 日七诊：3 天前复查 PSA 及 fPSA 均正常，此时阴部等处疼痛基本消失，但伴有肛周痒（肛肠科诊断为外痔），睡眠不好，余无不适。上方加薏苡仁 30g。

目前仍在间断服用中药。精神、饮食、睡眠均很好，没有不适症状，各项指标均在正常范围。

3. 辨治思路

这位患者是前列腺癌手术后出现小便带血，量少，次数多，控制不住，同时伴有口干口渴、手脚冰凉，及身体多处疼痛来寻求中医中药治疗的。

从初诊主要症状看，属于中医"尿血"范畴。兼有的小便量少，次数多，控制不住，手脚冰凉，身体多处疼痛，病机应属肾气不固，肾阴亏虚，虚热内扰。肾阴不足，虚热内扰，络脉受损，出现尿中带血；肾阴为一身阴液之源，肾阴不足，尿液化生减少出现尿少；机体失于濡润，出现口干口渴；肾中阴阳互通，精气依存，肾主固摄，管控二便。肾气不足，固摄能力减弱出现小便次数多，控制不住；气亏阴虚，必然影响气血的运行，经络不畅则出现身体多处疼痛。以上出现诸多症状的根本是肾阴亏虚，肾气失固所致。治疗上应以滋补肾阴为主，兼顾肾气为主要治疗原则。

首先选用六味地黄丸为主加减治疗。六味地黄丸出自《小儿药证直诀》。方中熟地黄滋阴补肾、填精生髓；怀山药补益脾肾、固精止泻；山萸肉补养肝肾、涩精止遗；泽泻利湿泄浊；牡丹皮清泄相火；茯苓淡渗利湿。六药配合，补中有泻，补通开合。上方加南北沙参、麦冬、石斛、芦根以加强滋阴清热之力；白茅根、大蓟、小蓟是治疗小便出血首选之药，桂枝温通四肢。所以该方服用 7 剂即收到比较好的效果。

以后在治疗过程中，始终以六味地黄丸作为基础方，根据患者症状进行加减，如小便出血控制后，针对出现的睡眠不好加炒酸枣仁、炒白术以健脾安神；出现肢体麻木，加鸡血藤补血通络；腹股沟及阴部疼痛加附子、桂枝以温阳散寒通络；痔疮复发，加苦参、黄芩以清热利湿解毒。

经过中医辨证论治，中药调治，患者精神、饮食、睡眠基本恢复正常，尤其是手术后出现的小便出血、小便次数多控制不住的症状得到明显改善，检查各项指标恢复正常。

骨尤文肉瘤

骨尤文肉瘤是儿童和青少年时期最常见的恶性骨肿瘤。近年来，其发病率有逐渐增长的趋势，给处于成长期的青少年带来了极大的伤害。临床常见在四肢长骨骨干，出现不明原因的肿块和疼痛，肿块生长迅速，有时可伴有红、肿、热、痛的表现，肿块局部有压痛；初起时呈间歇性疼痛，随着病情的进展可发展为持续性疼痛。疼痛随肿瘤的扩散而蔓延。往往伴有全身乏力、发热、食欲差、贫血等症状。

中医古籍文献中无此名称，但在《灵枢·刺节真邪》中即有和本病相似的记载："虚邪之人于身也深，寒与热相搏，久留而内著，寒胜其热，则骨疼肉枯。"又曰："以手按之坚，有所结，深入骨，气因于骨，骨于气并，则为骨疽。"以上所述的骨疼肉枯，用手按之坚，有所结，深入骨等症状和体征，和恶性骨肉瘤发展中出现的肿块、疼痛、体质虚弱的症状基本一致。以后历代医家对此病也有详细的描述，如唐·孙思邈在《千金翼方》中提到的瘿瘤、骨瘤、肉瘤等；清代医家赵濂在《医门补要》中记载一病例："一童周身生骨瘤，坚硬贴骨，大小不一，肌肉日瘦，由母肾虚，与骨肉至戚苟合，胎感其气而成，久服肾气汤自消。熟地、菟丝子、萸肉、破故纸、杞子、当归、昆布、海带、怀牛膝、乳香、覆盆子、陈皮"。

根据本病发病特点，中医认为引起本病的病因病机是先天禀赋不足或异常，主要是肝脾肾功能虚弱，肝主筋，脾主肌肉，肾主骨，三脏不足则使筋骨肌肉失养；加之后天饮食不节，感受湿热毒邪，内外合邪而发病。西医学也认为此病和遗传、化学物质、病毒感染、外伤等有关。

根据临床典型症状，及时进行 CT 及 MRI、肿块病理检查等手段，本病诊断较容易。确诊后可采取中西医结合治疗。中医根据患者的证候辨证论治，常扶正祛邪并用，多以疏肝清热、健脾利湿、补肾解毒、软坚散结等为法。和西医学的手术、放化疗结合应用，可明显提高患者对放化疗的耐受性，减轻毒副作用，对减轻患者痛苦、提高生活质量、延长生存期起到显著的效果。

仙方活命饮、防己黄芪汤合五苓散治疗骨尤文肉瘤复发

1. 患者自述

我姓翟，男，生于 2000 年 3 月，学生，家住驻马店上蔡县。

2015 年 6 月，我无意中发现右腿近腹股沟处突起一个小包块，约花生米大小，不红不肿不疼不痒。2015 年 7 月 1 日我在父亲的陪同下去陕西中铁某医院门诊做了局部肿块切除术（第 1 次手术）。术后病理提示：恶性软组织肉瘤。知道结果后，我和家里特别恐慌。遂于 2015 年 8 月 10 日到河南省某肿瘤医院行局部肿块扩大切除术（第 2 次手术）。术后病理确诊：小圆细胞恶性肿瘤（骨尤文肉瘤）。手术后全身化疗 4 个疗程。2016 年 9 月 7 日，原手术处肿瘤复发。于河南省某肿瘤医院行肿块扩大切除术（第 3 次手术）。术后又去北京某医院化疗 4 次，同时行局部放疗。2017 年 9 月 16 日，局部肿瘤又复发了，去河南省某人民医院手术切除（第四次手术）。这次手术后又做了 4 个疗程的化疗。反复的手术和化疗，使我的体质非常虚弱，右下肢出现水肿，我和家里人都非常绝望。临出院时，医生建议我们找中医看看能否预防复发。我坚持服用中药 1 年，体质逐步好转，右下肢水肿消失，截至目前未再复发。

2. 诊疗经过

2018 年 2 月 25 日初诊：右大腿肿胀，近腹股沟处皮肤紫暗，触之皮肤无弹性，可见多次手术后痕迹，患者诉夜晚易出脚汗，食油腻易腹泻，大便每日 1～2 次；舌质红，苔白腻，脉滑数。

诊断：右腿尤文骨肉瘤。

辨证：湿热蕴结，瘀毒下注。

治法：利湿清热，活瘀解毒。

方药: 仙方活命饮、防己黄芪汤合五苓散加减。

金银花 15g,天花粉 30g,赤芍 15g,浙贝母 30g,当归 30g,清半夏 12g,黄芪 30g,防己 15g,炒白术 30g,炙甘草 6g,桃仁 12g,桂枝 9g,茯苓 15g,猪苓 30g,川牛膝 15g,郁金 15g,莪术 15g,夏枯草 15g。取 30 剂,水煎服,每剂药头煎、二煎共取药汁 400mL,混合后分 2 次服,上午 10 点、下午 4 点服药,每日 1 剂。

2018 年 6 月 3 日二诊:服上方一个月后,右腿肿胀明显减轻,体质感觉逐渐恢复,在当地继续又按上方取药,已经服用 45 剂。目前无明显不适;舌质淡红,苔白,脉沉。效不更方,嘱咐继续按照上方服用。

2018 年 8 月 12 日三诊:右腿肿胀基本消失,有时活动后稍肿,休息后好转,精神、饮食、睡眠、二便均正常;舌体淡红,舌边有齿痕,脉沉。上方加薏苡仁 30g。嘱咐继续服用。

2019 年 1 月 27 日四诊:右腿肿胀痊愈,下肢活动恢复正常,体质恢复正常,舌质淡红,苔薄白,脉沉。服药后近一年,局部病灶未再复发,患者和家属都很高兴,嘱其继续在当地服用上方,密切观察原病灶情况。

3. 辨治思路

结合患者的病史、四次手术治疗经过和病理结果,该患者诊断明确:右大腿近腹股沟处软组织恶性肉瘤。此肿瘤多发于青年人,具有发展迅速、术后易复发,放、化疗敏感性差等特点。

根据患者病侧腿部肿胀,腹股沟处皮肤紫暗,触之皮肤无弹性,夜晚易出脚汗,舌质红,苔腻,脉滑数等症状,中医辨证属湿热蕴结,瘀毒下注。选用仙方活命饮、防己黄芪汤合五苓散加减治疗。

仙方活命饮出自《校注妇人良方》,具有清热解毒、消肿溃坚、活血止痛的功效。金银花性味甘寒,最善清热解毒疗疮;气机阻滞可导致液聚成痰,故配用贝母、天花粉清热化痰散结。

防己黄芪汤、五苓散均出自《金匮要略》"风湿脉浮身重,汗出恶风者,防己黄芪汤主之",主治四肢肿,水气在皮肤中,四肢聂聂动者。本方能益气祛风、健脾利水。方中黄芪与防己配伍,固表祛风而行水,白术健脾化湿利水。五苓散温阳化气、利湿行水，为利水消肿的常用方。方中茯苓、猪苓、白术健脾利水消肿；桂枝温阳化气利水。三方合用共奏解毒化痰、利水消肿、软坚散结的功效。

　　患者服药后，病腿肿胀逐渐消失，局部皮肤温度逐渐减低，皮肤颜色好转。以后复诊三次，除三诊时在上方加用薏苡仁外，其余均嘱咐患者按原方服用。随访 1 年病情稳定，局部肿块未再复发。

滑膜肉瘤

滑膜肉瘤是源于关节、滑膜及腱鞘滑膜的软组织恶性肿瘤，多见于成年人，好发于四肢大关节。患者可出现关节周围肿胀或肿块，肿块可沿着软组织伸展，在肿块的发展中出现不同程度的疼痛，后期出现剧烈疼痛，局部肢体活动受限。

引起滑膜肉瘤的病因比较复杂，目前仍在探索中。西医学对本病的治疗是以手术为主，切除不易彻底故有较高的复发率。为提高手术效果，减少复发，手术前或后常辅助化疗或放疗。随着病情的发展易向区域淋巴结转移和肺部转移。

中医根据本病发病的特征，认为属于饮食不节，恣食膏粱厚味，嗜食辛辣之物，或烟酒过度伤及肝脾两脏。肝郁不舒则气滞，脾不和则运化失职。致使湿热蕴结，痰瘀内生，流注筋膜肌肉，发为本病。晚期则伤津耗气，损及多脏，危及生命。

我在治疗本病时，根据患者情况，多采用疏肝解郁、健脾化湿、清热解毒、活瘀散结为主。多选用仙方活命饮、五味消毒饮、龙胆泻肝汤、大柴胡汤等方药加减治疗，常能取得缓解患者疼痛，减轻痛苦，提高生活质量的效果。

仙方活命饮合五味消毒饮治疗滑膜肉瘤术后复发

1. 患者自述

我姓徐，男，生于 1947 年 4 月，河南南阳人。

2017 年 2 月初发现左臀部有一肿块伴下肢酸困、胀痛不适。即去郑州大学某附属医院诊治。经过拍片和病理活检，确诊为"左臀部滑膜肉瘤"。2月26日行滑膜肉瘤切除术,术后下肢酸困、胀痛不适的症状有轻微减轻。

2017年7月底在原来手术刀口处又出现一个肿块,而且发展非常快。左下肢酸困特别严重,肢体活动已经受到影响,尤其夜间休息时加重,心情烦躁不安,每天怨声载道。再次去郑州大学某附属医院诊治,经过检查被告知是复发了。在该医院化疗1个周期,化疗反应非常严重。最可怕的是在化疗期间肿块继续增长。最后我实在忍受不了,就想寻求中医中药治疗。

2. 诊治经过

2017年9月18日初诊:患者左臀部原来手术刀口缝合处有一肿块,局部皮色暗红,温度高,质地很硬,活动度差。患者诉夜间病腿特别难受,怎么放都不舒服,严重影响睡眠,患者口渴,心中烦躁,小便黄,大便稍干;舌质红,苔薄黄,脉数有力。

诊断:左臀部滑膜肉瘤术后、化疗后复发。

辨证:热毒蕴结,痰瘀阻滞。

治法:清热解毒,活瘀消肿。

方药:仙方活命饮合五味消毒饮加味。

金银花15g,白芷4g,当归30g,陈皮12g,赤芍30g,麦冬30g,浙贝母30g,天花粉30g,乳香12g,没药12g,皂角刺12g,野菊花15g,蒲公英15g,紫花地丁12g,紫背天葵子12g,炙甘草6g,蜈蚣3条。15剂。水煎,每剂药头煎、二煎共取药汁400mL,混合后分2次服,上午10点、下午4点服药,每日1剂。

2017年10月10日二诊:上方服后,患者感觉左臀部肿胀感减轻,局部温度降低。肿块缩小,颜色没有原来红,表皮有皱纹了,触之温度比原来降低,患者口干口渴及心中烦躁症状明显减轻。因为腿不那么难受了,睡眠好转。就是服药后感到胃部有些不舒服,大便正常;舌质偏红,苔薄白,脉沉数。

上方加白术30g,砂仁10g。30剂。

2017 年 11 月 14 日三诊：左臀部肿块继续缩小，已经没有肿胀感，局部温度基本恢复正常，颜色暗淡，能走路活动，有时仍感不舒服，大便正常；舌质淡红，苔薄白，脉沉数。

调整处方如下：太子参 30g，当归 30g，鸡血藤 30g，白术 30g，砂仁 10g，金银花 12g，野菊花 10g，蒲公英 10g，紫花地丁 9g，紫背天葵子 10g，陈皮 12g，赤芍 30g，麦冬 30g，浙贝母 30g，天花粉 30g，炙甘草 6g，蜈蚣 3 条。30 剂。煎服法同上。

3. 辨证思路

这位患者是年龄大的男性患者，出现臀部肿胀疼痛，局部温度增高，结合患者口干口渴、心情急躁、舌红脉数等症状，是属热证、实证。细问病史，患者喜好抽烟、饮酒，经常打牌且时间比较长，这些不良嗜好致体内蕴湿生热，痰热内生，气血运行不畅，顽痰热毒结聚于局部而发。

《灵枢·痈疡》曰："营卫稽留于经脉之中，则血泣不行，不行则卫气从之而不通，壅遏不得行，故热。大热不止，热盛则肉腐，肉腐则为脓，故命曰痈。"热毒壅聚，营气郁滞，气滞血瘀，聚而成形。"

这位患者虽没有肉腐成痈，但其症状、体征、舌脉表现均属热毒内蕴，痰结阻滞的症状，治以清热解毒、化痰活瘀为主，方选仙方活命饮合五味消毒饮加味。

仙方活命饮出自《校注妇人良方》。方中金银花清热解毒；当归、赤芍、乳香、没药活血通络、消肿止痛；白芷、防风通滞散结，促热毒外透；贝母、花粉清热化痰散结；皂刺、陈皮理气消滞、通行经络。因穿山甲价格较贵未用。为加强清热解毒、消肿止痛之力合用五味消毒饮、仙方活命饮，主药均是金银花。五味消毒饮中的野菊花清火散热；紫花地丁、蒲公英具有清热解毒利湿之功，为治疗疮疡疔毒的要药；紫背天葵能清三焦之热毒；加蜈蚣攻毒散结、通络止痛。

患者服药后，肿块逐渐缩小，疼痛明显减轻，因疼而导致的各种症状均有所缓解。患者服仙方活命饮合五味消毒饮一段时间后，虽身体内仍有热毒余邪，但毕竟患者年龄较大，恐长期服用大量苦寒药伤其脾胃之气，所以待瘀热之毒清解大半之后，在继续清热解毒、散结活瘀的基础上加用太子参、当归、鸡血藤益气养血；白术、砂仁健脾祛湿以达到祛邪不伤正的目的。